从骨至筋

——骨科医生对你说 ②

主 编　郭树章

副主编　汪伟基　卢　敏　廖冬发　刘　智　杨国跃

编 委（以姓氏笔画为序）

王铜浩　王毅军　卢鸿超　叶斯波　田永刚
冯凤辉　刘　华　刘丽娜　刘绍铭　刘胜娟
李晓东　李继钢　吴凯楠　张　震　张大鹏
陈　伟　陈志清　季淑清　郑金鑫　修彦成
侯晓斌　徐　斌　徐　慧　曹宇哲　韩立强
福嘉欣　潘小花　魏屹东

整 理　张　震　王毅军

绘 图　吕婷婷

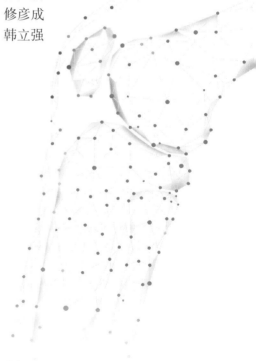

人民卫生出版社

·北 京·

图书在版编目（CIP）数据

从骨至筋：骨科医生对你说. 2 / 郭树章主编. ——
2 版. ——北京：人民卫生出版社，2021.11
ISBN 978-7-117-32394-9

Ⅰ. ①从…　Ⅱ. ①郭…　Ⅲ. ①骨疾病 – 诊疗　Ⅳ.
①R681

中国版本图书馆 CIP 数据核字（2021）第 230873 号

人卫智网	www.ipmph.com	医学教育、学术、考试、健康，
		购书智慧智能综合服务平台
人卫官网	www.pmph.com	人卫官方资讯发布平台

从骨至筋——骨科医生对你说 2
Cong Gu Zhi Jin——Guke Yisheng Dui Ni Shuo 2

主　　编：郭树章
出版发行：人民卫生出版社（中继线 010-59780011）
地　　址：北京市朝阳区潘家园南里 19 号
邮　　编：100021
E - mail：pmph @ pmph.com
购书热线：010-59787592　010-59787584　010-65264830
印　　刷：北京铭成印刷有限公司
经　　销：新华书店
开　　本：710×1000　1/16　　印张：10
字　　数：185 千字
版　　次：2022 年 1 月第 1 版
印　　次：2022 年 1 月第 1 次印刷
标准书号：ISBN 978-7-117-32394-9
定　　价：49.00 元

打击盗版举报电话：010-59787491　E-mail：WQ @ pmph.com
质量问题联系电话：010-59787234　E-mail：zhiliang @ pmph.com

"微"言不聋听，简单更易懂；

易懂不肤浅，语言很精练；

通俗不粗俗，理论很充足；

普及不普通，科学又实用；

医学虽深奥，生活却需要；

常识不能少，《从骨至筋》找。

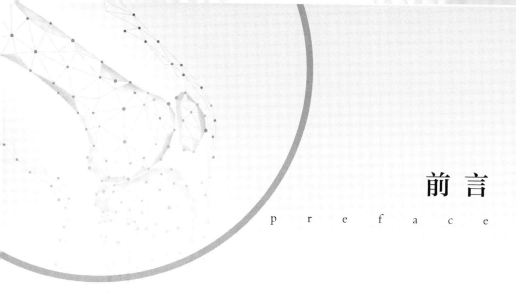

前 言

preface

　　《从骨至筋——骨科医生对你说》第一册出版后深受广大读者喜欢。作为一名骨科医生，我在日常诊疗活动和日常生活中，经常被患者或朋友问及一些非常浅显的医学问题，如"我的踝关节就扭了一下，骨头没事，为啥一星期了还肿着呢？""我的脚肿了，是不是有炎症？要不要用点消炎药？""骨折就是骨裂吗？钢板需要取吗？""什么是网球肘？什么叫腱鞘炎？"等，其实这些问题都是医学常识。现代社会，由于生活节奏加快，每个人大多专注于自己的领域，其他方面知识的了解呈碎片化，人民群众对医学常识的了解也不例外。不但普通百姓对医学常识不甚了解，而且由于近年来医学发展迅猛，医学专科越分越细，很多医务人员对除自己专业以外的医学知识也不是很熟悉。虽然医学或医疗专业有其特殊性，但它与我们的生活和健康息息相关，了解一些医学常识还是十分有必要的。有了医学常识，不但对自己的身体健康有利，而且可以有的放矢，减少无效就医次数。有感于此，我认为有必要为普及医学常识做点事情。在征求我的患者意见时，他们非常支持我的想法，给了我很多鼓励，于是"从骨至筋"公众号应运而生。公众号致力于普及骨科医学常识，以浅显的语言准确传递医学常识，解答人们在日常生活中的医学困惑，解决实用性的问题。不仅普通百姓喜闻乐见，没想到也获得了医务人员的广泛好评，每篇阅读量从最初的上百次发展为上万次，关注人数从数十人发展成数万人，大家都觉得受益匪浅。这不仅是对我工作的肯定，更坚定了我继续把"靠谱"科普做下去的决心和信心。为了让更多的人了解正确的医学常识，应广大读者要求，我们将电子版后续内容整理成册，付诸文字。如果能对大家的日常医疗保健有些许帮助，我们倍感欣慰，也算是为祖国的医疗事业，为大众健康事业尽了一点绵薄之力。由于学识有限，加之时间仓促，文中错误在所难免，万望谅解。如果发现错误或不当之处，请通知我们，我们将不胜感激并及时修正。

欢迎关注"从骨至筋"微信公众号，了解更多医学常识，
也可以在线提问或交流。

主编　郭树章

2021 年 6 月

目 录

c o n t e n t s

第一部分 脊柱常见问题

第二部分　关节相关问题

第三部分　骨与血管问题

第四部分　住院及手术相关问题

第一部分

脊柱常见问题

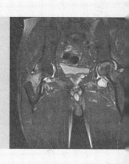

1 "颈椎病"是"一种"病吗？好像没那么简单

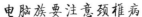

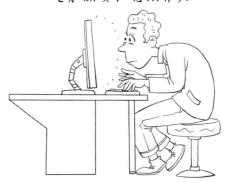

电脑族要注意颈椎病

门诊出诊时，经常会遇到患者说："大夫，我头晕得厉害，是不是得了颈椎病？您给看看怎么治疗？"这真的是颈椎病患者吗？不一定。因为颈椎病虽可引起头晕，但头晕还有很多其他原因。

颈椎病又称颈椎综合征，它并不是一种单一疾病，而是一个统称，包括我们常说的退行性改变、先天发育异常、慢性劳损、先天畸形等，最常见的还是慢性劳损和退行性改变。目前，颈椎间盘突出症已被单独列为一种疾病。

◎ 哪些人易患颈椎病

中老年人、长期低头伏案工作者、睡姿不当者、头部外伤史者以及颈椎先天性畸形者等易患颈椎病。随着智能手机和电子产品的普及，颈椎病发病有明显年轻化趋势。

◎ 颈椎病临床表现有哪些

不同类型颈椎病有不同的临床表现，有的表现为颈部不适；有的表现为头晕，视物不清；有的表现为有踩棉花感，走路不稳；有的表现为喜怒无常；有的表现为突然摔倒（猝倒发作）。临床症状与病变部位、神经组织受累程度及个体差异有一定关系。

（1）神经根型颈椎病：具有较典型神经根受压症状（上肢或手指麻木、疼痛、无力等），范围与受累神经所支配的区域相一致。要注意除外胸廓出口综合征、腕管综合征、肘管综合征、肩周炎等所致以上肢疼痛为主的疾患。

（2）脊髓型颈椎病：临床上出现颈脊髓损害的表现，如肌张力增高、有踩棉花感、行走不稳。要除外肌萎缩侧索硬化、脊髓肿瘤、脊髓损伤、多发性末梢神经炎等。

（3）椎动脉型颈椎病：多有猝倒发作。特别是突然转头时容易跌倒，但无意识障碍，爬起来后可继续行走，常伴有颈性眩晕。要注意除外眼源性、耳源性眩晕以及大脑椎基底动脉供血不足。

（4）交感神经型颈椎病：表现为头晕、眼花、耳鸣、手麻、心动过速、心前区疼痛等一系列交感神经症状。X线片可见颈椎有失稳或退行性改变，椎动脉造影阴性。

（5）颈型颈椎病：也称局部型颈椎病，是临床最常见、最轻的一种颈椎病，表现主要以颈部疼痛不适为主，一般无其他合并症状。X线片上没有明显异常，但可有颈椎生理曲线的改变及轻度骨质增生等变化。

（6）混合型颈椎病：同时存在两种致病因素的颈椎病类型，症状不一，需专业医师诊断。

◎ 如何确诊颈椎病

专业医师根据临床表现、体格检查即可初步诊断，X线片、计算机断层扫描（CT）、磁共振成像（MRI）、神经肌电图、血管B超等辅助检查可帮助确诊、分型和定位。

◎ 如何治疗颈椎病

（1）药物治疗：可应用止痛剂、镇静剂、神经营养药，对症状的缓解有一定的效果。

（2）运动疗法：急性发作期宜局部休息，不宜增加运动刺激。有较明显或进行性脊髓受压症状时禁忌运动，特别是颈椎后仰运动应禁忌。对于椎动脉型颈椎病患者，颈部旋转运动宜轻柔缓慢，幅度要适当控制。

（3）牵引治疗：牵引治疗曾经是治疗颈椎病的保守治疗中最常用方法之一，对于神经根型颈椎病和颈型颈椎病有一定效果，对于脊髓型颈椎病及椎动脉型颈椎病则一定要慎用或禁用牵引疗法。

（4）按摩推拿：按摩推拿能缓解颈肩肌群的紧张及痉挛，恢复颈椎活动。但脊髓型颈椎病一般禁止按摩和复位，否则极易加重症状，甚至可导致截瘫。近年来按摩导致瘫痪甚至死亡的事件时有发生，不可不防。

（5）理疗：理疗是常用的治疗方法，可改善血液循环，缓解肌肉痉挛，消除肿胀以减轻症状。

（6）手术治疗：对于严重的神经根型颈椎病患者和脊髓型颈椎病患者，临床症状典型、严重影响患者正常生活、影像学显示脊髓已受压变形者，建议进行早期手术干预，以免出现严重并发症而带来灾难性后果。具体如何选择手术方式，请专科就诊，听取专业医师意见和安排。

◎ 如何预防颈椎病

改变不良工作及生活习惯，如避免高枕、长时间伏案、长时间低头等加重颈椎负荷的不良姿势，适当进行颈部运动（如米字操、风字操，做放风筝动作等），选择合适的枕头、正确的睡姿等，可延缓或防止颈椎病的发生。当然，退变性颈椎病属自然退化过程，我们无法阻止其发生，能做的只有延缓进展。

颈椎功能锻炼

2 "飘飘欲仙"？小心脊髓型颈椎病找上你

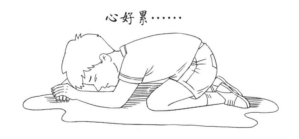

心好累……

门诊来了一位中年男性，走路感觉有点晃。患者刚坐下就抱怨："医生，我最近一个多月，走路总有点不稳，轻飘飘的，您给看看这是什么问题？不会是脑梗了吧？"脑梗？那应该看神经内科呀！

经过仔细询问病史，患者常年伏案工作，近年来常感颈部不适，再一查体，病理反射很明显，来骨科是来对了。

初步考虑为脊髓型颈椎病。患者很配合地进行了颈椎 MRI 检查，最终明确诊断为脊髓型颈椎病，交代患者住院手术治疗。患者很迷茫，颈椎病听说过，保守治疗行吗？能去牵引、按摩吗？必须要手术吗？

前文讲过颈椎病分型，其中最严重的就是脊髓型颈椎病。这一类型占各型颈椎病的 10%～15%，虽然发病率不高，但它在颈椎病的各种类型中却是危害最大的——起病隐匿，致残率高。

◎ 一般都有什么症状

脊髓型颈椎病通常表现为下肢肌肉发紧，抬步慢，走不快，容易摔；双脚落地时有踩棉花样感觉；随着病情发展，会出现一侧或双侧上肢麻木、疼痛，手握力下降，灵活性降低，持小物件易脱落，不能系扣；严重者写字困难，甚至不能持筷进餐；有时会出现胸、腹部感觉像被绳子绑住一样，医学上称为"束带感"。部分患者出现便秘、排尿困难（尿潴留或尿失禁）症状。如果有上述的表现，要尽快到医院的骨科专科检查。

◎ 那可怎么办

如果症状明显，经过保守治疗后症状无缓解或进行性加重，则应尽早手术。这是因为脊髓受压严重可导致截瘫，有时脊髓受压虽然不重，但可因轻微外伤而导致高位截瘫，如果此时再手术，可能有一些人就再也站不起来了。

◎ 手术效果如何

手术效果与患者病程和脊髓损害程度密切相关，脊髓损害越重，治疗越迟，疗效越差。因此，及时手术治疗是目前认为唯一有效的脊髓型颈椎病治疗手段，而且这是一项非常精细和成熟的技术。

手术的目的：通过外科手术，解除脊髓压迫，尽可能恢复脊髓功能。

◎ 平时如何保健

一旦诊断为脊髓型颈椎病，如果尚无手术指征，此时应格外注意保健。

（1）避免牵引，禁忌按摩：不恰当的牵引和按摩极易加重脊髓损伤，严重者可能出现大小便障碍、高位瘫痪甚至死亡！相信有不少人都听说过按摩致瘫的消息。

（2）避免外伤：如防止摔跤，开车或乘车时避免急刹车，避免头部碰撞。

（3）改正不良姿势，减少劳损，定期行颈部锻炼，以减轻肌肉紧张度。

（4）选择合适的枕头，睡觉时枕头不可过高或过低。

总之，一旦诊断为脊髓型颈椎病，要引起足够重视，因为后果很严重。保守治疗效果不佳时，应尽早手术，不要出现截瘫了再急于手术。

3 一觉醒来脖子动不了，这是怎么啦

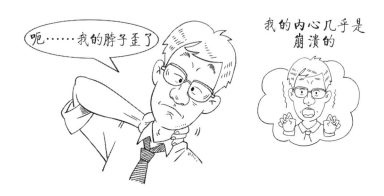

门诊，一位中年男性歪着头走进来，表情很是痛苦。他一进门就说："医生、医生，快帮我看看是不是颈椎脱位了？昨天还好好的，今天早上一起床脖子就不能动了，不会瘫痪吧？"

第一感觉——落枕。仔细一检查，排除了其他问题，最后确诊就是"落枕"。

◎ 什么是落枕呢

落枕，大家都不陌生，人一生中难免发生落枕。

落枕是一种常见病，入睡前并无任何症状，晨起后却感到颈部明显疼痛，活动受限。由于它可以"自愈"，大部分患者是在家人或同事帮助下进行简单处理，很少有人去医院就诊。落枕病程不长，轻者当天症状消失，重者一般经数天的休息也可自愈。只有少数患者症状严重，需给予治疗。落枕多见于青壮年，男性多于女性。

◎ 为什么会落枕

常见原因有以下几种：

（1）睡眠时头颈姿势不当：夜间如果头颈长时间处于过度偏转的位置，则容易引起肌肉扭伤。

（2）枕头过高：过高的枕头使头颈长时间处于过屈状态，引起颈部一侧肌肉紧张，使颈椎小关节滑膜水肿甚至嵌顿。

（3）颈部有过外伤史：颈部外伤使肌肉变得更易疲劳和损伤。

（4）颈部受凉：颈部受寒冷刺激会使肌肉血管痉挛。

（5）颈椎病患者：可反复"落枕"。

◎ 如何治疗

本病一般可自愈，无需过多治疗。轻者数小时即可恢复；但较严重者一般需要适当治疗以促进恢复。家人可帮助落枕者进行按摩、热敷以减轻痛苦。

落枕的治疗方法包括：

（1）轻柔按摩：站于落枕者身后，找到最痛点，然后用一拇指从上向下，直到肩背部为止，依次按摩，对最痛点稍用力按摩，直至感明显酸胀，如此反复按摩 2～3 遍，再以空心拳轻叩按摩过的部位，重复 2～3 遍。重复上述按摩与轻叩，可迅速使痉挛的颈部肌肉松弛而止痛。

（2）按压"落枕"穴：以拇指或示指点按落枕穴（手背第 2、3 掌骨间，指掌关节后 0.5 寸处），待有酸胀感觉时再持续 2～3 分钟。

（3）热敷：采用热水袋、电热手炉、热毛巾及烤灯照射均可起到缓解痉挛和止痛作用。用电吹风机效果也不错。

（4）药物治疗：口服止痛药物，外擦正红花油或膏药贴敷均可快速缓解症状。

（5）耳针、针灸、电针均有一定疗效。

（6）如为颈椎病引起，则应在专科医师指导下治疗。

（7）手法扳正：对于颈椎棘突有偏歪者，可以应用手法扳正，但要专业人士操作，不能粗暴用力。行手法扳正前要明确诊断，排除骨折、脱位或肿瘤等疾病，以免造成不必要的伤害。

（8）落枕严重者，局部封闭注射，止痛效果明显。

◎ 如何预防

（1）选高低软硬合适的枕头：适宜的枕头应符合人体颈部解剖生理特点，既不能太高，也不宜太低。平卧刚好符合生理曲度，侧卧刚好能保持颈部平直。枕头不能太软也不能太硬。仰卧位时，枕头的下缘最好垫在肩胛骨的上缘，不能使颈部悬空。因此，枕头的真正名字应该叫"枕颈"。

（2）颈部保暖：在秋冬季节，最好穿高领衣服；夜间睡眠时应注意防止颈肩受凉；炎热季节，空调温度不能太低。不要将颈部长时间对着空调吹，睡觉不可睡在有"穿堂风"的地方。

（3）加强颈部功能锻炼：久坐伏案工作的人士，白天要注意颈部的活动，要经常起身、抬头活动颈部，防止颈部肌肉慢性劳损。

落枕症状反复发作或长时间不愈者，需考虑颈椎病的存在，应请专科医生检查，以便及早发现、治疗。

4 高枕无忧？那可不一定

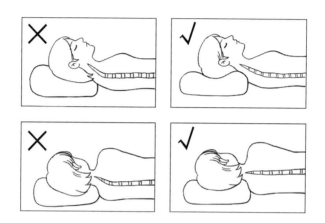

古人曾云"高枕无忧"，正因为这句话，许多人睡觉时就真的用了很高的枕头，有的人甚至还用两个枕头。结果经常起床后头昏脑涨、晕头转向，去看医生，拍片后发现颈椎变直甚至反弓，不仅不能再用高枕，还要治疗 1~2 个周期……那叫一个"悔"！

"高枕无忧"出自《战国策·魏策一》：事秦，则楚韩必不敢动，无楚韩之患，则大王高枕而卧，国必无忧矣。高枕无忧，是后人总结的成语，代表对事态无忧，但不代表对身体无害。

◎ 枕头有那么重要吗

严格来讲，"枕头"应该称为"枕颈"，因为它应该放在颈部（脖子）下面，而不是头的下面。在睡觉时，颈部垫一定高度的枕头可以使头部与身体之间保持正常的生理状态，放松颈部两侧肌肉和神经，达到消除疲劳的功效。合适的枕头使我们睡觉时全身放松，提高睡眠质量，不合适的枕头则可能会引起很多问题。

◎ 高枕有什么害处

高枕（人们习惯于放在头的下面）使颈部屈曲，妨碍头部血液循环，易造成脑缺血、打鼾和落枕；颈部屈曲还会使肌肉出现疲劳性损伤及韧带牵拉劳损，产生痉挛、炎症等，导致颈肩酸痛、活动不便、手麻等情况。

◎ 如何选择合适的枕头

（1）高度：枕高是根据人体颈部 7 个颈椎排列的生理弯曲而确定的，只有适应这一生理弯曲，才能使肩颈部肌肉、韧带及关节处于放松状态。我国古代医书里早就指出："高下尺寸，令侧卧恰与肩平，即仰卧亦觉安舒。"古人有"三寸长寿，四寸无忧"之说。这三寸和四寸是 9~12 厘米，是枕的高度，正好符合我们的生理弯曲。简而言之：平卧刚好符合生理曲度，侧卧刚好能保持颈部平直，那么这个枕头就是合适的。

（2）软硬度：枕头以软硬度适中，稍有弹性为好。枕头太硬，头颈部与枕接触的相对压力增大，引起头部不适；枕头太软，则难以维持正常高度，使头颈部得不到一定支持而疲劳。一般枕芯多选用稻谷壳、荞麦皮、决明子等，软硬适宜，略有弹性，对睡眠和健康都有益处。

5 颈型颈椎病，您了解吗

在人们的印象中，一提到颈椎病一般会出现手麻、上肢疼痛等症状。对于单纯颈部疼痛多理解为颈部肌肉劳损，反倒对"颈型颈椎病"比较陌生。

◎ 什么是颈型颈椎病

颈型颈椎病是近几年学术界提出的概念，也称局部型颈椎病，是颈椎病里最轻、最多见的颈椎病类型。一般是指颈椎退行性改变，引起颈部、项区，甚至肩背部（肩胛骨内侧）的疼痛、不适等症状。其实颈型颈椎病在临床上极为常见，是最早期的颈椎病。

◎ 什么原因会引起颈型颈椎病

近年来，颈型颈椎病发病率逐年增高，而且有年轻化的趋势。头颈部长时间保持单一姿势，尤其是长期低头工作者发病率特别高，表明颈部肌肉慢性劳损是主要原因之一。常因疲劳、寒冷潮湿、睡眠姿势不当、头颈部长时间单一姿势等造成颈椎过伸或过屈而诱发。情绪不佳可使症状加重。

◎ 与其他颈椎病的表现有什么不同

颈型颈椎病患者的主要症状是颈部疼痛和颈部活动受到限制。多数患者的开始症状较轻，未引起重视，然后症状逐渐加重。除颈部疼痛外，也可以出现整个肩背疼痛僵硬，上颈段病变可伴有头痛、颈痛甚至后枕部疼痛。患者自述感觉颈部僵硬，屈伸或旋转颈部时可闻及"咔咔"响声。时常感觉"头重"，颈部不能支撑头部重量。颈后部多有压痛。MRI 成像可见颈后部肌肉水肿。

◎ 怎么办

颈型颈椎病是颈椎病的最初阶段，也是治疗的最佳时机。绝大部分患者可以治愈。

颈型颈椎病以非手术疗法为主，同时应避免各种诱发因素。治疗方法包括：

（1）颈部制动：颈托外固定，限制颈椎活动，减少刺激、缓解疼痛。

（2）颈椎牵引治疗：每日 1～2 次，每次 30 分钟，牵引重量可选择 1.5～2 千克，可以拉伸颈部肌肉，缓解颈部肌肉紧张，恢复颈椎生理曲度。

（3）推拿按摩：推拿按摩可以缓解颈部肌肉痉挛，恢复肌肉正常滑动及颈椎活动范围，但要注意力度。

（4）理疗：比如冲击波、超短波、高频电疗等，特别是冲击波治疗，效果明显。

（5）药物治疗：症状较重者，可使用非甾体抗炎药或肌肉松弛药治疗。

◎ 如何预防

颈型颈椎病关键在于预防。平时要积极改善生活习惯、工作习惯，适当运动，加强颈部锻炼，经常做颈部运动、颈椎操等。时刻注意颈部状况，避免长期低头姿势。建议在医师指导下开展颈部运动，循序渐进并长期坚持。还应该保持良好的睡眠习惯，不要使用过高的枕头，过软的床垫等。睡觉时选择合理的睡觉体位，不要俯卧，可以仰卧或侧卧。

6　摔一跤，没骨折，怎么就瘫痪了呢

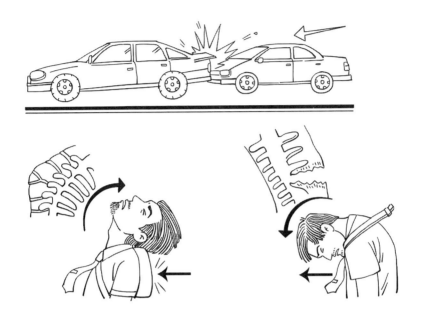

　　在急诊科会诊，经常会遇到这样的患者：既往身体健康，无"任何"疾病，只是在走路时不小心摔了一跤就出现四肢无力甚至瘫痪，急送医院就诊，拍片检查后未发现明显骨折，可就是不能自行活动。这到底是什么原因呢？

　　其实，这种现象是无骨折脱位型颈脊髓损伤，X 线片或 CT 未显示明显异常。如果治疗不及时则有可能会造成终身残疾，甚至死亡等严重后果。现将这种类型脊髓损伤的来龙去脉为大家介绍一下，以引起足够的重视。

　　无骨折脱位型颈脊髓损伤是指在有先天性、发育性或退行性颈椎管狭窄，黄韧带肥厚或骨化，颈椎不稳，颈椎发育异常，急性颈椎间盘突出或脱出等病理基础上，因外伤导致四肢感觉、运动障碍，但颈椎 X 线片或 CT 检查并无颈椎骨折或脱位的表现。有学者将其列为脊髓损伤的一种特殊类型。无骨折脱位型颈脊髓损伤机制一直存在争议。目前比较一致的观点是颈髓损伤在颈椎退变、椎管狭窄，储备间隙明显减少的病理基础上发生，外力仅是造成损伤的诱发因素。根据外力形式，损伤机制可分为过伸损伤、屈曲损伤、纵向牵拉性损伤、缺血性损伤等。该病多见于颈椎存在异常的中老年人。外伤后引起的脊髓水肿、血肿也是脊髓损伤的重要因素。其中颈椎管狭窄和急性颈椎间盘突出或脱出是最主要的病理基础。当这些因素存在时，在外力的作用下可造成脊髓损伤。

致伤外力一般为车祸、砸伤、坠落伤、摔伤、扭伤、撞伤等；还有平地跌倒，头部碰撞，颈部的手法治疗等。一些轻微的外伤在日常生活中也比较常见，外力的强度不至于引起骨折或脱位，但却能引起颈脊髓损伤。这就是说，颈椎潜存着某些病理因素时，较小的外力就可以导致脊髓损伤。

预后情况：

此种损伤常导致不完全性脊髓损伤，如中央型脊髓损伤、脊髓前部损伤等，但严重脊髓损伤也不罕见。此外，包括外伤在内的任何脊髓压迫都可能导致脊髓血管梗死，改变其血液动力学而加重脊髓损伤。此类损伤外力通常较轻，很多颈椎病患者甚至未觉察自己有过颈椎外伤，但在行 MRI 检查后才发现脊髓高信号改变。有些患者症状较重，但在脊髓休克过后往往四肢运动功能开始逐渐恢复；有的患者症状却会越来越重甚至不可逆。

诊断需行 X 线片检查、CT、MRI 等检查加专科医生查体诊断。

对疑有脊柱及脊髓损伤者，均应采取正确的制动和搬运，及时拨打 120 求救。

该病的治疗有保守治疗和手术治疗两种方案，具体需听取专科医师的意见或建议。

预后与转归：该病预后与转归的影响因素较多，除与脊髓损伤的程度、患者年龄、基础疾病、身体一般情况有关以外，还与手术治疗时机、手术方式关系密切。因此，一旦发生此类损伤，应积极治疗。

7 这么年轻就腰肌劳损？咋办

在门诊经常遇到一些上班族因腰痛来就诊，没有外伤史，也没有弯腰搬重物或过度活动史，大部分是坐办公室的白领或金领，怎么无缘无故就出现腰疼了呢？而且时重时轻，劳累后加重，休息后减轻。很多患者以为是肾脏出了问题，到肾内科就诊后排除肾脏疾病，转而来骨科就诊。

经过询问和检查后基本确定为腰肌劳损。当患者听到"腰肌劳损"这几个字后，大部分会表现出不解的表情，因为他们把"劳损"听成了"老损"，"我年纪轻轻怎么就腰肌老损了呢？"，经过解释后才明白是"劳损"。但仍是不解："没干什么重活，怎么就劳损了呢？"其实腰肌劳损在日常生活中非常常见。

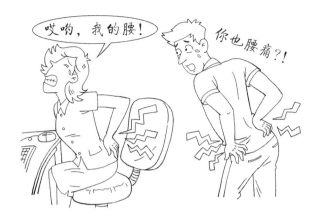

◎ 什么是腰肌劳损

腰肌劳损是通俗叫法，又称为功能性腰痛、腰背部肌筋膜炎、慢性腰背肌劳损，是临床上常见的一种腰部疾病。"劳损"一词，顾名思义，是过度劳累导致损伤，这里的劳损是指某些动作超过一些软组织（特别是肌肉、筋膜）的承受限度，引起这些软组织损伤，通常没有明显外伤，既往多称为"过劳"。比如长期弯腰坐姿，腰背部肌肉长时间处于牵拉状态，久而久之就超出了肌肉所能承受的限度而出现损伤，最终表现为腰疼。

◎ 为什么会出现腰肌劳损

腰肌劳损发病主要是由于腰背过度拉伸损伤或椎旁肌肉和肌腱微小撕裂。腰部肌肉承受的拉力过大，导致肌纤维过度劳损，进而导致肌腱末端附近的肌纤维断裂。如果存在腰椎间盘突出症、椎管狭窄这些疾病，则更容易发生腰肌劳损。寒冷、潮湿环境可以诱发或者加重腰部肌肉的慢性无菌性炎症，出现腰肌劳损。

◎ 哪些人容易出现

大约70%的成年人因工作而引起腰肌劳损，其中过瘦、过胖者，从事体力劳动者，长期久坐（汽车司机、IT从业者，办公室一族）、久站者，长期弯腰工作者（比如翻砂工及坑道作业者），专业体育运动员最容易出现。随着年龄的增长，肌肉的弹性和韧性会下降，容易出现腰部肌肉拉伤、扭伤。

◎ 有什么表现

腰肌劳损多表现为间断性疼痛，疼痛性质多为酸痛；活动时疼痛加重，休息后减轻；久坐或久站后疼痛不适；适当活动和改变体位后减轻，活动过度又加重，伸腰或以拳头叩击腰部可以缓解疼痛。

◎ 怎么办

对于腰肌劳损，适度按摩可以改善腰肌血液循环，促进肌肉恢复、无菌性炎症消退。需要注意的是，急性腰肌损伤不宜按摩，有加重损伤的风险，可以使用针灸治疗。

中频和超短波、蜡疗等物理治疗具有减轻疼痛，促进血液循环，减少致痛物质释放的作用，达到缓解症状的目的。

对于疼痛严重者，可以口服非甾体抗炎药（如：布洛芬、塞来昔布、依托考昔等）缓解疼痛，消除肌肉、腰部周围无菌性炎症，也可以口服肌肉松弛药（如：盐酸乙哌立松）以缓解肌肉痉挛，减轻疼痛。

长期疼痛且经过上述治疗无明显好转者可行封闭疗法、冲击波疗法，极少数需行手术治疗。

◎ 如何预防

平时注意调整不良姿势，避免久坐、久站、伏案过低或长时间弯腰活动，可不定时调整姿势。

平时注意锻炼腰背部肌肉力量，维持好肌肉的强度和弹性有利于减少腰肌劳损发生。

长途开车注意坐姿，注意定时休息，必要时下车舒展身体。减肥戒烟，控制体重，防止潮湿，不要随意睡在潮湿的地方。避免寒冷受凉，根据气候的变化，及时增减衣服，出汗及淋雨之后，要及时更换湿衣或擦干身体。

自我保健：腰背部叩击按摩，先用左手握空拳，用左拳在左侧腰部自上而下，轻轻叩击 10 分钟后，再用左手掌上下按摩或揉搓 5 分钟左右，一日两次。然后反过来用右手同左手运动法。

总之，腰肌劳损不是老损，年轻人更多见，但可防可治。

腰肌劳损自我
保健

8 久坐腰痛，小心腰背部肌筋膜炎

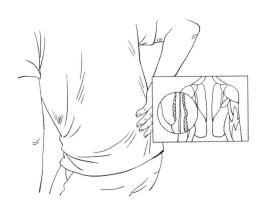

　　一位朋友打电话抱怨近日来腰背部疼痛不适，非常担心出现了腰椎间盘突出症。详细询问症状后，根据他平时久坐不站，不爱运动的生活方式，我推测他出现了"腰背部肌筋膜炎"。按照我的要求改变生活方式并适度锻炼后，他的症状明显缓解。

　　其实腰背部肌筋膜炎在现实生活中很常见，是因寒冷、潮湿、慢性劳损使腰背部肌筋膜及肌组织发生水肿、渗出及纤维变性而出现的一系列临床症状。其主要表现为腰背部弥漫性钝痛，尤以两侧腰部及髂嵴上方明显，出现局部疼痛、发凉、皮肤麻木、肌肉痉挛，严重者出现活动受限。持续或间断的疼痛反复出现，休息后缓解，劳累后加重，久坐或久站后加重，卧床或适度活动后减轻，长时间卧床或长时间活动后会再次加重，对患者生活和工作影响较大。本病以从事办公室工作、久坐类工作的人群为主，特别好发于坐办公室的白领人士，尤其是女性朋友。

◎ 如何治疗

　　本病一般不会产生严重的并发症及后遗症。发病后，疼痛持续数日或数周后可自行缓解，不留痕迹，但易复发。急性期最好卧床休息，缓解期避免久坐、弯腰等动作。可以口服非甾体抗炎药，局部物理治疗及针灸、封闭等方法处理效果良好。

◎ 如何预防

本病应以预防为主。

长时间久坐办公人员应定时休息，使紧张的腰背肌肉得到缓解。平时注意坐姿，纠正不良姿势，定期更换体位（比如坐位一段时间后适当站立几分钟）。在各项工作或劳动中注意劳逸结合。

积极加强腰背部肌肉锻炼。体育运动或剧烈活动前，要充分做好准备活动，防止软组织拉伤。

避免睡软床，最好在较硬的床垫上加 5～10 厘米厚的软垫。注意防寒防潮。

腰背肌功能锻炼

9　站着说话不腰疼？真的？假的

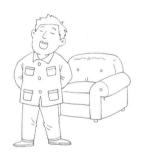 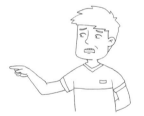

您可真是站着说话不腰疼呢

上周一位朋友来办公室闲聊，抱怨近日来经常腰痛。我告诉他不要一天到晚老是坐在电脑前，要经常起来活动活动，这样就能缓解腰痛，还半开玩笑地跟他说："俗话说站着说话不腰疼嘛。"回去后他还真是经常站起来活动活动，这周给我来电话说腰疼真的缓解了，还说："古人说话真有道理。"

◎ 站着说话不腰疼？这是谁说的

这句俗语来自秦孝公和商鞅的故事。当年孝公宠臣景监将商鞅引荐给秦孝公，孝公在朝殿与商鞅纵论天下治国经纶，景监作陪。孝公端坐，商鞅、景监长坐（即把膝盖跪于地双足垫于臀下），自早上畅谈至日落西山，商鞅说到激扬处忘形于礼，起身立于殿中侃侃而谈，浑然不觉。景监长跪一日，身心俱疲，见君臣并无结束之意，就频频向商鞅使眼色。但商鞅并不理会，直至二更才由孝公打断，赏赐御膳而去。吃饭的时候商鞅问景监为何频使眼色，景监说："我跪得浑身麻木，腰痛得快要断了，酸软如泥，你倒站着说话不腰疼。"后来这句话就流传下来了，而且衍生出下一句"看人挑担不吃力"。

◎ 有道理吗

有，因为站着腰骶负荷最小！

研究表明，若以站立位脊柱负荷为 100% 计算，那么坐位为 140%，站立前屈位为 150%，坐位前屈达 270%。可见站立时对椎间盘的压力最小，坐位前屈负荷增加将近三倍。长时间蜷坐，腰骶部肌肉与筋膜持续被动牵拉，容易出现劳损和慢性无菌性炎症反应，加上局部血运欠佳以及代谢产物堆积而产生腰背酸痛。改变体位为站立位后，由于腰骶部的肌肉筋膜的被动牵拉得以解除，并由被动牵拉状态变为自主收缩状态，使得局部血液循环改善，代谢产物得以及时吸收和消除，使疼痛减轻、消失。因此久坐以后起来活动一下会感觉很舒服。从这个角度来讲，"站着说话不腰疼"是有一定医学道理的。

◎ 站着说话真的不腰疼吗

不是，站久了还是会腰疼。

人是一种直立动物，虽说人在站立的时候会有一部分重量由下肢来承受，但整体来说，脊椎所承担的压力依然不轻，如果人站立的时间太长，脊椎承受了人体的重量，背肌作为腰背部的重要组成部分，长时间处于一定张力以维持身体直立状态，久而久之背肌就会疲劳甚至引起疼挛。如果存在椎间盘病变，必然导致突出的腰椎间盘受压加重，椎间盘受挤压向后突出压迫脊髓神经，也会加重腰痛。其实不止久站、久坐会导致腰疼，躺久了也会腰酸背痛。

总之，任何一种姿势时间过久都会引起不适。最好的方式就是不要长期保持同一个姿势。特别是伏案工作者，要养成"多动"的习惯，伏案一段时间后，最好站起身来进行腰部的活动或工作中经常变换姿势，可以有效缓解腰肌疲劳，减轻腰椎压力，预防腰痛。

10 "闪腰"，您闪过吗？经常闪腰怎么办

早上刚起床接到一个熟人电话："老郭，我起床刷牙的时候，突然腰疼得不能动了，不会是椎间盘突出吧？"因为彼此比较了解，所以我告诉他："你这是急性腰扭伤，就是老百姓说的'闪腰'，赶紧躺下休息，局部凉毛巾湿敷。"一

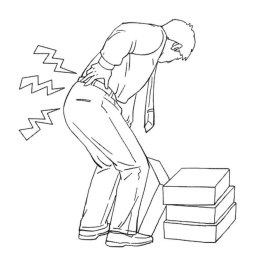

个小时后打电话过来说已经明显好转。他自己很困惑，没有大幅度活动，怎么就"闪腰"了呢？

"闪腰"在医学上称为急性腰扭伤，是日常生活中经常出现的一种急性腰痛，疼痛学上称之为腰脊神经后支痛，还有人称为"非特异性腰痛""小关节综合征"等。多发生于老年人、劳动强度大的人群、久坐的办公室人员等。"闪腰"可由姿势不正、用力过猛、超限活动等造成，但也可以由转身、弯腰、搬重物、起床，甚至打个喷嚏或者大笑等不经意间的一个动作引起。

◎ 为什么会出现这种情况

"闪腰"其实并不是剧烈的运动，往往是在不注意的情况下出现，主要原因是椎体周围稳定结构（包括椎间盘、关节突、关节囊、软骨盘、韧带等）有慢性损伤，强度减弱，此时需要肌肉有很大的力量来进行保护。在注意力集中时肌肉处于紧张状态，这时不容易出现"闪腰"。但是，在注意力不集中、肌肉力量不够时做动作，由于本身稳定结构不好，就会出现"闪腰"。

腰部长时间维持一个姿势，腰椎周围的组织也保持不动，当突然运动时，有时这些组织不能很快地反应过来配合动作，就很容易出现肌肉、韧带等软组织拉伤，特别是滑膜嵌顿，从而造成腰部剧烈疼痛。

◎ "闪腰"以后怎么办

（1）尽量卧床休息：首先要保持舒适的姿势，安静休息。减少肌肉筋膜组织的受力，使疼痛缓解。轻微的闪腰，只要休息 1~2 天就可以自动痊愈。对于疼痛严重者，应该延长卧床时间。但若疼痛持续或愈来愈痛，则需尽早就医。需要排除是否存在椎间盘突出或脱出，有没有腰椎不稳或滑脱等情况。

（2）先冷敷后热敷：冷敷不仅可以减轻疼痛，而且可使毛细血管收缩，减少肌肉筋膜组织出血。48小时后可改为热敷，热敷可促进淤血的吸收和改善血液循环，使软组织尽快修复。

（3）针灸、理疗：可根据病情选用超声波、高频电疗、离子导入、电动按摩及红外线照射、中药外敷等。

（4）局部按摩，手法扳正复位：在"闪腰"治疗方面，中医有独到的优势，正确的手法扳正复位有时可立竿见影。急性期不可盲目按摩，恢复期以轻手法为宜，重手法可加重损伤，不宜选用。

（5）药物：可口服复方丹参片、云南白药、活络丹、三七粉及红花等。卧床休息时可外用止痛解痉、止血消肿膏剂（如双氯芬酸乳膏、云南白药喷雾剂等），必要时可加服消炎镇痛及神经营养药物。

（6）封闭疗法：对急性扭伤时，疼痛剧烈伴有肌肉痉挛者，可行痛点处封闭，效果很好。但一般情况下不需要。

◎ 如何预防"闪腰"

（1）加强腰背肌锻炼：经常"闪腰"的人，一般腰背部的肌肉不很发达。
（2）活动前，要做好充分的准备活动，尽量减少剧烈运动。
（3）长期弯腰工作、久坐、久蹲后不要突然站起或直腰，可原位活动一下再站立。在搬抬重物时，要采取正确姿势，注意力要集中，先把腰部肌肉紧张起来，采取屈膝下蹲的姿势，不要过度弯腰，搬抬物体的重心，一定要离身体近一些。
（4）动作要量力而行：对各项劳动与运动，每人均应根据个人的体能量力而行，切勿勉强，以防发生意外，得不偿失。
（5）加强腰部保护：对腰背部肌力较弱或活动强度较大的活动，应预先用腰围（又称护腰，也称腰部固定带）将腰背部保护起来，以增加腰背部肌力。

11 "岔气"到底是怎么回事

很多人在运动或劳动时，甚至在走路时，突然感到胸部、腹部、背部或者肋骨附近剧烈疼痛，严重者不敢活动，甚至不敢深呼吸，总感觉有股气顶住了。这就是老百姓所说的"岔气"。

那么"岔气"到底是什么情况？是身体里的气走岔路了吗？

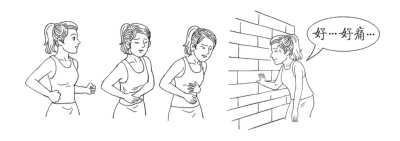

◎ "岔气"在医学上叫什么

在医学上没有"岔气"这个词，如果发生在腹部者称为运动性腹痛。如果发生在胸肋部者称急性胸肋痛。

◎ "岔气"有什么表现

"岔气"不是病，它只是一个症状，"岔气"一词形象地说出了身体不适的情形，但难受起来真要命。有时疼痛十分剧烈，连说话、呼吸及咳嗽均可使疼痛加剧，局部有时还有压痛，但无肿胀、瘀斑。胸腹部 X 线片检查也无特殊表现。

◎ 什么情况下会出现"岔气"

"岔气"多见于运动前没做好准备活动就跑步或健身；运动时没有根据自己的心率和呼吸调整速度；举重、推车、跳跃、攀高、挑抬或搬运重物时，用力过度或不当；进食和饮水后马上运动等情况。"岔气"多发生在右下肋区或右下腹部。

◎ 为什么会"岔气"

（1）胃肠痉挛及功能紊乱：运动时胃肠血流量减少，仅为安静时的 1/5，因此容易发生胃肠痉挛或蠕动紊乱而出现腹痛。

（2）呼吸肌痉挛：运动强度过大，呼吸浅而急促，呼吸肌（肋间肌和膈肌）因缺氧和疲劳而容易出现痉挛引起疼痛。当肋间肌痉挛时，胸部两侧就会疼痛。当膈肌痉挛时，疼痛就会发生在肋下。

（3）进食、水后即刻运动：进食、水后，胃内容物增加（相当于负担加重），胃肠蠕动加快，需氧量增加，但此时胃肠血流量却减少，因而容易引起胃肠痉挛导致腹痛。

◎ 如何处理

首先要降低运动强度。如果跑步时出现"岔气"，需立即减速。同时用手按压住疼痛部位，弯腰慢跑一段距离。

其次要有意识地调整自己的呼吸节奏，放慢呼吸频率，加深呼吸幅度，坚持一段时间后，大多数"岔气"症状会自然缓解。

腹部疼痛者可以尝试把手放在腹部，压住疼痛部位，感受腹部起伏与呼吸一致，一般可逐渐缓解。

如果疼痛状态仍无缓解甚至加重，应立即停止运动，热敷并按摩腹部，严重时应及时就医，排除其他问题。

◎ 怎样预防"岔气"

（1）运动之前做好热身活动，尽量使全身的肌肉放松。运动要循序渐进，量力而行。

（2）进食、进水后不要马上进行运动，至少休息半小时到一小时再活动。

（3）跑步的时候要尽量使呼吸和步速协调；呼吸的时候，要注意最好用鼻腔呼吸，如果用嘴巴呼吸，很容易将冷空气直接吸入肺内。

（4）如果运动时间较长，会丢失过多体液，应注意补充水分和无机盐。

12 坐骨神经痛您了解吗

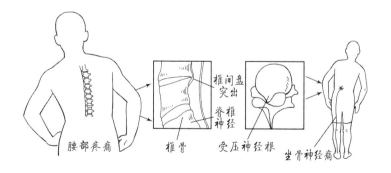

门诊上经常遇到患者就诊时一进门就说:"医生,我最近腿疼很严重,我觉得像是'坐骨神经痛',快给我看看怎么治吧。"我说:"坐骨神经痛原因很多,需要查清楚了再进行针对性治疗。"患者表示不理解:"坐骨神经痛就是坐骨神经痛,还有很多原因吗?"

当然!

◎ 坐骨神经痛到底是什么病

坐骨神经痛是以坐骨神经径路及分布区域疼痛为主的综合征。也就是说,任何原因引起的臀部、大腿后侧、小腿后外侧和足外侧缘的疼痛均称之为坐骨神经痛。坐骨神经痛在体内各种神经痛中发病率居于首位。但坐骨神经痛只是疾病的一个症状,它本身不是一个独立的疾病,很多种疾病均可引起坐骨神经痛。就像头痛、头晕、耳鸣等,这些都是症状,是某个疾病引起的临床表现。坐骨神经痛常见年龄在 20～60 岁,其中 40 岁左右最多见。绝大多数病例是继发于坐骨神经局部及周围结构的病变对坐骨神经的刺激压迫与损害;当然也有原发的,那就是坐骨神经本身发生了病变。

◎ 哪些疾病可以引起坐骨神经痛

腰椎间盘突出症是坐骨神经痛最常见的原因。其他原因还包括:腰椎管狭窄症,腰骶椎先天畸形(如腰椎骶化、骶椎腰化、隐性脊柱裂)、梨状肌综合征、椎管内肿瘤、腰椎结核、骶髂关节炎、盆腔内肿瘤、腰椎骨折、臀部外伤、糖尿病等。

◎ 如何治疗

(1)首先应尽早查明病因,针对病因治疗。由椎间盘突出引起者应积极治疗椎间盘突出,由腰椎结核引起者应首先治疗腰椎结核,等等。

(2)所有的坐骨神经痛均应卧床休息,尽量不睡软床。

(3)药物治疗:可以先口服非甾体抗炎药、神经营养药,必要时可应用短效类固醇皮质激素(但对于感染引起者禁用)。

(4)针灸理疗及中药内服外用也有一定的效果。

请大家记住,坐骨神经痛不是一种病,它只是某个疾病引起的一种临床症状,需要及时查明病因,进行相应治疗。

13 "腿疼"为什么要检查"腰"呢

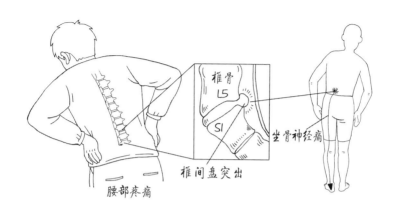

老李因为右小腿外侧疼痛麻木一个多月来门诊看病，经过仔细询问病史和查体后，初步考虑腰椎间盘突出症。嘱咐他去进行腰部 CT 或 MRI 检查，老李虽然很不情愿，但还硬着头皮去检查了，往诊室外面走的时候跟家人嘟哝："我腰又不疼，为啥让我去做腰部检查？这个医生会不会看病？不会是骗人的吧？"门诊患者太多，我也没有过多解释。因为对自己的诊断有把握，所以想等检查结果回来再给他详细解释。

下午，CT 结果出来了，明确显示腰 4/5 椎间盘突出，右侧神经根明显受压。这下老李不吭声了。但是仍然不解：椎间盘突出我认可！但是我是腿疼，腰又不疼，腿疼跟腰的毛病有什么关系呢？

这是很多腰椎间盘突出症患者的疑问。椎间盘突出症患者常常既有腿痛也有腰痛，有一部患者只有腰疼没有腿疼，还有一部分患者只有腿疼没有腰疼，就像老李这样。这是因为突出的髓核偏外或位于椎间孔以及椎间孔外时，纤维环、硬脊膜囊和后纵韧带所承受的压力相对较低，神经纤维受到的刺激也较轻，而神经根受压较重即出现该神经根支配区域明显疼痛，故此，腰痛轻甚至腰部没有症状，而腿痛则较重。

经过解释以后，老李愉快地接受了治疗，恢复很好。出院后看到身边腿疼的人就说："你这可能是椎间盘突出症，赶紧去查一下腰，不要耽误了。"

其实老李说的不全对，因为腿疼也并不一定全是腰椎间盘突出引起的，还有很多种原因可以引起腿疼，比如：颈椎病、膝关节炎、小腿血栓，甚至头部原因，等等。因此为了慎重起见，医生在遇到一些病症表现复杂的病例时，往往需要多次、反复地检查，甚至是会诊讨论后才能做出诊断和决策。只有在明确诊断后，才能提出整体治疗方案。因此医患之间要积极配合，互相信任，才能准确诊断。

14 腿疼腿麻不一定是椎间盘突出症，还有可能是它

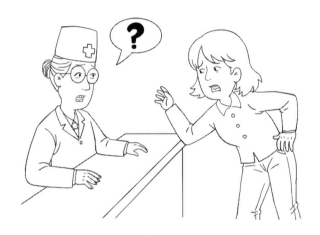

门诊来了一位老大爷，因为右侧腿疼半年就诊，在很多家医院看过，X线片、CT、MRI全部检查过了，腰部没有什么大问题，髋关节MRI也没有发现什么问题，可就是腿疼，保守治疗没有明显效果。患者非常苦恼，怎么就找不到原因呢？今天抱着试试看的态度来找我看病。经过详细询问病史、体格检查并仔细看了所有的检查和检验项目后，我心里大概有了眉目。

我跟患者说："大爷，您这不是腰的事，很可能是梨状肌综合征。"患者一听就懵了："梨状肌综合征？听说过腕管综合征、肘管综合征，就是没听说过梨状肌综合征？梨状肌是哪块肌肉，长得像梨吗？唉，不管是什么，反正找到病因就行，好治吗？不会瘫痪吧？"刚好门诊人不多，我就给患者及家属把这个病的来龙去脉大概讲了一下。

◎ 什么是梨状肌综合征

梨状肌是臀部深处的一块肌肉，主要功能是协同其他肌肉完成外旋动作。坐骨神经恰好经梨状肌下缘穿出骨盆到臀部。梨状肌若受损伤或坐骨神经解剖发生变异，就会压迫坐骨神经而引起一侧臀、腿疼痛为主的一系列临床症状和体征。

◎ 病因是什么

损伤是导致梨状肌综合征的主要原因，大部分患者都有外伤史，如闪、扭、跨越、扛重物下蹲等造成梨状肌损伤后，局部充血水肿或痉挛，反复损伤导致梨状肌肥厚，造成粘连、瘢痕形成；注射药物使梨状肌变性、纤维挛缩；髋臼后上部骨折移位、骨痂过大均可使坐骨神经在梨状肌处受压。少数患者因坐骨神经出骨盆时改变走行路线，穿行于梨状肌内，当髋外旋时肌肉收缩，可使坐骨神经受到挤压，长此以往产生坐骨神经慢性损伤。部分妇科疾患，如盆腔卵巢或附件炎症以及骶髂关节发生炎症时，也有可能波及梨状肌，从而影响坐骨神经。因此对于此病的女性患者，还需了解有无妇科炎症疾患。

◎ 有哪些临床表现

疼痛是最常见的症状，以臀部为主，可呈"刀割样"或"灼烧样"的疼痛，并可向下肢放射，严重时不能行走或行走一段距离后疼痛剧烈，需休息片刻后才能继续行走。疼痛位置较深，有的还会伴有小腿外侧麻木、会阴部不适等。严重者双腿屈曲困难，双膝跪卧，夜间睡眠困难。大小便、咳嗽、打喷嚏时因腹压增加而使患侧肢体痛感加重。患侧臀部梨状肌投影部位压痛明显，有时触诊可触及弥漫性增厚、呈条索状或梨状肌束局部变硬等。

◎ 常用检查方法有哪些

（1）直腿抬高试验：直腿抬高在 60° 以前出现疼痛，但超过 60° 以后，梨状肌不再被继续拉长，疼痛反而减轻。

（2）梨状肌紧张试验：仰卧位于床上，患肢伸直，做内收内旋动作，出现坐骨神经放射性疼痛，再迅速将患肢外展外旋，疼痛随即缓解，即为梨状肌紧张试验阳性。

（3）患侧臀部压痛明显，尤以梨状肌部位为甚，可伴萎缩，触诊可触及弥漫性增厚、呈条索状或梨状肌束局部变硬等。

（4）影像学检查如 X 线片，CT 一般没有异常表现，MRI 可见局部水肿。

◎ 如何治疗

（1）非手术方法：包括推拿手法治疗、局部封闭、理疗、中草药、针灸等。推拿手法是治疗梨状肌综合征的常用方法，可以明显改善症状，缓解患者的痛苦。急性期手法应柔和，切忌暴力；病程长手法宜重，并适当延长治疗时间。

（2）局部封闭对缓解疼痛有一定作用。一般采用痛点封闭，切忌过深伤及坐骨神经。

（3）针灸、臭氧注射、银质针松解，配合物理疗法，如磁疗、离子透入、电疗、冲击波治疗等都有一定的效果。

（4）手术治疗：需要手术治疗的患者极少。对于经各种非手术疗法无效，且确诊为梨状肌增生肥厚压迫者，可采取手术治疗。

（5）治疗过程中也可以合理使用中药内服外用，也可以适当应用非甾体抗炎药，辅以神经营养药物。

总之，多种原因都可以引起下肢疼痛麻木，除了椎间盘突出症，也别忘了梨状肌综合征，当然还有其他原因，一个都不能少，都要考虑到。

梨状肌综合征
常用检查方法

15 "腰椎滑脱"？不懂

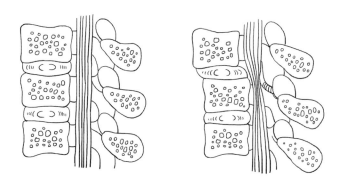

一些患者，特别是一些中老年患者，因为腰痛来医院就诊，经过拍片检查以后，医生诊断为"腰椎滑脱"。患者一脸茫然："啥是腰椎滑脱？严重吗？需要手术吗？不会瘫痪吧？"到底什么是腰椎滑脱呢？

◎ 什么是腰椎滑脱

正常人的腰椎排列整齐，如果由于各种原因导致其中一个腰椎的椎体相对于邻近的下一个腰椎向前（较多）或向后（较少）滑移（前后错位），就称为腰椎滑脱，引起临床症状者称为腰椎滑脱症。

◎ 什么原因造成的

腰椎滑脱的病因包括急性外伤（又称创伤性滑脱，较少见）、椎弓峡部裂，腰椎退行性改变、病理性滑脱、医源性滑脱（比如手术引起腰椎不稳）。最多见的原因是随年龄增加而发生的退行性的腰椎滑脱，又称假性滑脱；其次为由于腰椎峡部裂而导致的腰椎滑脱，又称真性滑脱。

◎ 有什么表现

腰椎滑脱出现症状的年龄一般在 20～50 岁，发病男性多于女性。常见部位是腰椎第 4 节和腰椎第 5 节。早期腰椎滑脱者不一定有症状或只有腰部酸痛，劳累后加重。适当休息或服止痛药以后多有好转。如果症状继续加重，疼痛可向骶尾部、臀部或大腿后方放射。间歇性跛行（走一段路以后需坐下或蹲下休息一会儿，然后继续行走，如此反复）是最典型的症状。但查体时可能阳性体征较少。

◎ 如何诊断

根据 X 线检查即可明确诊断并确定滑脱程度，包括腰椎正位侧位、过伸、过屈位及双斜位片。CT、MRI 检查可以明确脊髓或神经根受压情况，协助鉴别诊断。

◎ 必须要手术治疗吗

当然不是。临床上，并不是每一个腰椎滑脱症的患者都需要治疗，更不是都需要手术治疗！一部分腰椎滑脱无临床症状，不需要任何治疗，观察即可。出现以下这些情况时应及时手术治疗：①持续性腰背疼痛，经保守治疗不缓解；②伴有持续神经根压迫症状或椎管狭窄症状，间歇性跛行严重；③严重腰椎滑脱（Ⅱ°以上）；④X 线证实滑脱进展。

手术主要是对受压神经进行减压，使滑脱椎体复位以及滑脱椎体和邻近椎体融合并进行内固定。一般预后较好，其治疗效果都比较满意。

◎ 平常如何保健

（1）尽量减少腰部过度弯曲、旋转，减少蹲起等活动、腰部过度负重和腰椎小关节的过度劳损及退变。

（2）控制体重。

（3）加强腰背肌肉的功能锻炼。

（4）腰部制动：包括卧床休息，腰部支具、腰围保护等。

（5）药物治疗：非甾体抗炎药、病灶注射、神经阻滞治疗、中医药内服外敷等。

（6）物理治疗：热疗、超声、冲击波、磁疗、电刺激等均有助于缓解症状。

总之，腰椎滑脱是临床上一种较为常见的疾病，老百姓对腰椎间盘突出症比较熟悉，但对腰椎滑脱比较陌生。作为医生，面对腰痛患者时，一般会先明确其疼痛的部位及性质，判断疼痛原因。如确定是腰椎滑脱引起，会根据病情严重程度给患者提出合理的建议。

16 退行性改变是什么病

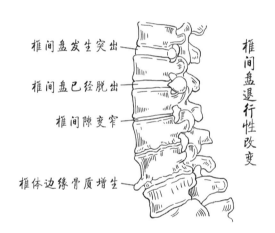

门诊上经常遇到这些情况：有的患者因腰部疼痛进行腰椎拍片检查，患者自己看报告时发现上面赫然写着"腰椎退行性改变"；有的患者因为膝关节不适进行 X 线片检查，报告上写着"膝关节退行性改变"；有的患者因为颈部不舒服进行 X 线片检查，报告上写着"颈椎退行性改变"。虽然每个字都认识，但就是不知道"退行性改变"是什么意思，严重不严重？需要怎么治疗？要不要手术？

◎ 什么是退行性改变

退行性改变属医学术语，简称退行性变或退变，也叫退行性发展，通俗的说法就是老化，是指随着年龄的增长，人体的细胞、组织、器官发生的一种改变。

随着年龄的增长，一般在 30 岁以后退变就逐渐发生，甚至有的人在 20 多岁就会出现退变，在 40~49 岁有 50% 的人会发生退变，而在 60 岁以上的人几乎百分之百都有退变。退行性改变，本身它不是一个疾病，有时候甚至是机体对于环境的适应性改变，但它是一个不可避免、每个人都会经历的一个生命过程。

◎ 有什么表现

X 线报告单上的骨退行性改变，指的是人在衰老过程中，骨骼出现疏松、增生，韧带弹力减退及钙化，关节软骨破坏及剥脱等现象的总称。退变可以发生在身体的任何一个部位。面部出现皱纹、松弛则属于皮肤的退行性改变。骨科常见的关节部位骨质增生，关节软骨磨损，关节间隙变窄属于关节退行性改变；颈椎腰椎的椎间隙变窄，曲度变直，骨质增生则属于颈腰椎退行性改变；骨质疏松属于骨骼系统的退行性改变。

◎ 能预防吗

每个人都要面对老化的问题，每个系统和器官也都会出现老化，也就是退行性改变。但是临床上可以看到不同的职业，或者有不同运动、工作习惯的人，老化速度不同。比如，有的人因为保养得好，60 岁的年龄看起来像 40 岁，而有的人因为辛劳或不注意保养，40 岁年龄看起来像 60 岁。因此，我们应该注意尽量推迟老化症状的出现。

平时让自己在工作、生活中，采取正确的工作方式，合理休息与锻炼，或者是保持良好习惯，让这种退变不导致出现症状，或者是让退变的速度更慢一些，甚至终身不出现症状，这是最为理想的结果。

总之，退行性改变，通俗讲就是老化。皮肤会老化，骨骼也会老化，各个脏器和系统都会老化，不可避免，但是通过适当的锻炼与保养可以延缓老化的过程，使退变较晚出现症状或终身无症状。

17 什么是骶椎隐裂？能治好吗

门诊经常遇到因为腰痛来就诊的患者，经拍片、CT 检查，除骶椎隐裂外，再无其他阳性发现。有的患者是因为车祸或外伤后腰痛就诊，经拍片检查没有发现骨折，也同样是发现了骶椎隐裂。向患者交代病情时，患者一般惊诧和迷茫：骶椎隐裂？先天的？确定不是外伤造成的？能治好吗？以后不会瘫痪吧？

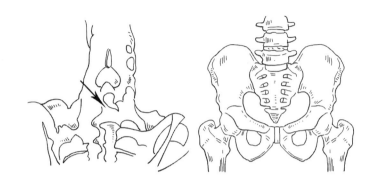

一连串的问题，让人不知从何答起。

正常情况下，腰椎或骶椎后方棘突是连在一起的，脊椎的发育就是一种骨化过程，直到青春期前，脊椎包括腰椎和骶椎仍未完全骨化，一般要在 17～23 岁方可完成。如果在停止发育之前没能完全骨化成功，也就是在后方没有连成一个整体，在 X 线片上看起来很像一道"裂痕"，因为在体外没有表现，一般是无意中发现，所以称为"隐性脊柱裂"，发生在骶椎就称为骶椎隐裂。

很多骶椎隐裂在一生中都不引起症状，只是在无意中被发现。但隐裂较重者则因为局部构造较弱，易因劳损而产生慢性腰痛。隐裂伴游离棘突者在弯腰时棘突可刺激硬膜造成腰痛。当隐裂伴有腰椎第 5 节棘突肥大时，伸腰可刺激裂隙间的纤维膜或缺损椎板残端产生疼痛。当纤维膜与硬膜或神经产生粘连，则可引起下肢的放射痛。因此临床上有隐性脊柱裂且伴有明显坐骨神经痛者，应仔细分析隐裂的性质，分析其症状与体征特征，如有无明显的神经根定位征。

◎ 怎么诊断

脊柱 X 线片和 CT 均能清晰地显示椎管畸形，棘突及椎板缺损，明确诊断较为容易。

◎ 需要治疗吗？能治好吗

骶椎隐裂，如果没有症状无需治疗。外伤一般不会造成这个部位骨折，也就是说外伤不会造成骶椎隐裂。如果有腰痛症状，应避免久坐久站、长时间弯腰负重、剧烈运动或者外伤，腰部需注意保暖，应加强腰背肌功能锻炼以增强肌肉抗疲劳能力。当然如果病情较重，已经严重影响患者正常的生活、工作，则有可能需要手术治疗，而且需要专科医生进行专业的处理。

18　啥？我的腰椎比别人少一节

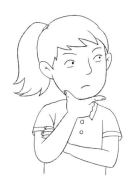

容我三思……

在现实生活中，很多人因为腰痛或在体检过程时无意中被医生告知：腰椎比别人少一节。患者当时就懵了："啥？我跟别人不一样？为啥少一节？不会有事吧？"其实没什么大惊小怪的，这在医学上叫腰椎骶化。同理，如果比别人多一节就叫骶椎腰化。

◎　什么是骶椎腰化？什么是腰椎骶化

脊柱分为颈椎、胸椎、腰椎、骶椎和尾椎 5 段。人的腰椎由 5 个椎体构成，而骶椎的 5 个椎体则互相融合成为一块骶骨。有时候各段相邻处的椎骨具有上一段或下一段椎骨的形态特征。如果第 5 腰椎具有骶椎形态，就是腰椎骶化，造成腰椎数目为 4 个，骶椎数目为 6 个。如果第一骶骨具有腰椎的形态，则为骶椎腰化，造成骶椎数目为 4 个，而腰椎数目为 6 个。完全具有另一个椎体的形态称之为完全腰化或骶化，部分具有另一个椎体的形态称之为不全腰化或骶化。

◎　为什么会出现这种情况

这是一种腰骶椎先天性发育异常的表现，一般不会引起症状。因此两种变异都是腰骶部的先天性畸形，也可能是腰骶部的返祖现象。

◎　有什么危害

绝大部分腰椎骶化和骶椎腰化没有临床症状，也就是无害的。但也有一部分患者会出现下腰痛，这种疼痛可在活动后加重，休息后减轻。一般来说，腰椎骶化或骶椎腰化如两侧对称，多无临床症状。如两侧不对称，一侧融合或发生假关节，而另一侧游离，则易引起腰痛。这种假关节的关节软骨很薄，没有关节囊和滑膜，被称为幼稚关节，不能吸收震荡，对外力的抵抗力较低，经常一些小的损伤就能使其劳损而发生损伤性关节炎；两侧关节突关节不对称，在腰部活动时，健侧运动多，患侧运动较少导致两侧运动及劳损程度不一致；腰椎骶化虽可增加下腰部的稳定性，但腰椎数目减少，每节腰椎的负担加重；骶椎腰化时腰椎数目增加，腰椎活动范围及杠杆作用加大，使腰椎稳定性减弱，加重腰部肌肉和韧带的负担，使得腰部肌肉、韧带容易发生劳损，这些都是引起腰部疼痛的原因。

◎ 如何处理

对于没有临床症状的腰椎骶化或骶椎腰化，无需特殊处理。如果已出现下腰痛，又排除了其他原因（如腰椎间盘突出症、腰椎滑脱等）引起的腰痛，可以给予腰背部肌肉功能锻炼、针灸、理疗、冲击波、中药内服外用等方法。一般不需要手术治疗。

总之腰椎骶化或骶椎腰化，都是先天性的，而且一般也不会引起临床不适。如果引起了腰部不适，保守治疗一般效果良好，不必过于担心。

19 无缘无故，这个骨头为什么会断

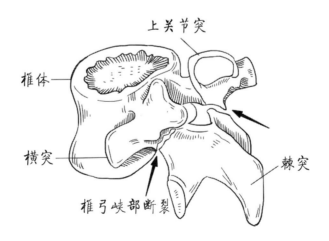

门诊来了一位年轻大学生，最近腰部活动时疼痛较为明显，上中学的时候也经常腰疼，但不重，时好时坏，没放在心上。上大学以后经常去健身房活动，最

近感觉腰部疼痛加重，特别是举重以后更加明显。在当地医院就诊时诊断为"腰椎峡部裂"，医生告之减少活动，如果继续加重可能需要手术治疗。

◎ 什么是峡部裂

要想知道什么是峡部裂，就要先知道什么是"峡部"。

峡部？这个词太专业了，解剖学上，峡部的定义是上下关节突交界的部分。

人体中，脊椎可分为椎体、椎弓、椎板、上下关节突、横突与棘突。上下关节突之间较为狭小的部分就是椎弓根峡部。峡部最重要的作用就是防止椎体向前滑移。这个地方相对比较狭窄，也是力量较为集中的地方。峡部裂就是峡部断裂。

◎ 为什么会出现这种情况

峡部裂分为先天性和后天性。先天性峡部裂是由于患者出生后椎弓分离，发育过程中，椎弓上下关节突之间仍然没有联合在一起从而留下缝隙、缺口；后天性峡部裂则是由于该处发育比较薄弱，在受到外伤或长时间劳损后，导致薄弱的峡部骨折并发生不愈合。

◎ 如何诊断

峡部裂诊断主要靠影像学检查，最常用的是 X 线片，其次是 CT 和 MRI。

腰椎正侧位和双斜位是最常用的位置。特别是在斜位片能看到"苏格兰狗的'项圈征'"，像是狗脖上戴了个项圈。

CT 对峡部病变的诊断率更高，不仅能够观察椎体和椎间盘的异常，还可以清楚地显示椎体后部小关节结构和软组织异常。

◎ 不会瘫痪吧？断的地方能长上吗

腰椎椎弓峡部裂多见于年轻人，是青少年慢性腰痛的常见原因，在运动强度较大的人群中发病率高于普通人群。主要表现为腰痛，卧床休息时减轻或消失，但弯腰、站立或行走、过度劳累或负重受压时症状加重。如果合并腰椎间盘突出症，可有腿痛的症状。腰椎峡部裂有时会发生腰椎滑脱，可有较明显的神经压迫症状，表现为腰痛、下肢疼痛、麻木、肢体无力、肌肉萎缩等，除非滑脱非常严重造成马尾神经严重损伤，一般不会造成瘫痪。峡部裂的部位很难自行愈合。

◎ 怎么办

峡部裂的治疗主要取决于症状的严重程度及发病时间。如果没有症状，一般无需治疗。对于有症状者，首先给予减轻疼痛的常规治疗：限制活动、休息、佩戴支具、理疗等；可进行适当的锻炼，如游泳、慢跑、"小燕飞"等，以此加强腰背部肌肉力量；应避免弯腰提重物、腰部剧烈运动。如果症状明显且持续的时间超过半年，或出现神经症状时，应考虑手术治疗。手术的主要目的在于缓解患者的症状，恢复腰椎稳定性，避免腰椎滑脱。

◎ 平时如何保养

无论是采取保守治疗还是手术治疗，平时保健很重要。日常生活应注意以下事项：

（1）避免腰部过屈、强力扭转、弯腰搬物等动作，避免腰部扭伤。

（2）打扫卫生时可用长柄扫把、拖把。

（3）刷牙洗脸时，膝微弯，勿过度弯腰。

（4）手术后 3~6 个月内尽量不提重物。

（5）活动量逐渐增加，循序渐进，避免剧烈运动。

（6）加强腰背部肌肉训练，增加腰部稳定性。

（7）维持适当的体重。

20 伸懒腰就是懒的表现吗

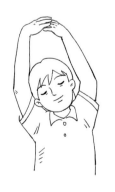
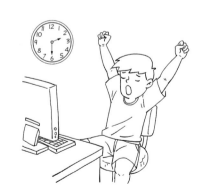

伸懒腰

坐着工作了一上午，眼看到中午了，从椅子上站起来，下意识地伸了个懒腰，一下子感觉倦意消退了不少。同事嘲笑："懒人才伸懒腰呢。"我说："你们也坐了一上午了，活动活动吧。"没想到，他们站起来以后也不由自主地伸起了懒腰。我说："大家都成懒人了吧。"大家都很奇怪，怎么就伸懒腰了呢？

◎ 为什么会伸懒腰呢

所谓伸懒腰就是把上肢向上抬高超过胸部或头部的一种动作。有人认为，伸懒腰是一种懒惰的表现，其实这种认识是不正确的。伸懒腰有些时候是人不自觉的行为，困乏时就会不自觉地伸懒腰，这是因为四肢组织氧气含量因为长时间未运动而降低，大脑主动地发出这种信号。基本上用肺呼吸的脊柱类动物都会伸懒腰，这是一种本能反应，就和打哈欠是一种本能反应一样。即使在不疲劳的时候，有意识地伸几个懒腰，也会觉得舒适。在公共场所伸颈举臂做伸懒腰动作，表面看来虽有失斯文，但对身体确实有好处。

◎ 伸懒腰有什么好处

伸懒腰时胳膊上举，身体后仰，肌肉收缩，胸腔扩张，心、肺功能得到改善，血液更加流通，不仅营养供应充足，而且代谢产物也能及时排出；同时，扩胸动作还能多吸进一些氧气，使体内的新陈代谢增强，能提高大脑和其他器官的工作效率，减轻疲劳感；由于上肢、上体的活动，能使更多含氧的血液供给大脑，使人顿时感到清醒舒适。舒适感来源于细胞短时间内被提供了大量的氧，所以困倦时伸懒腰会使人顿时感到清醒舒适。民间还流传另外一句谚语："常伸懒腰乃古训，消疲养血又养心。"经常伸伸懒腰，活动活动四肢对解除疲劳很有好处，也是办公室白领保持旺盛精力的"法宝"之一。

伸懒腰，简单易行，老少皆宜，无师自通。在繁重的劳动或久坐、久卧之余，长时间办公的间隙舒服地伸上几个懒腰，不仅消除了疲劳，还可塑身，效果良好，轻轻松松便能收获健康。伸懒腰时要使身体尽量舒展，四肢要伸直，全身肌肉都要用力。伸展时，尽量吸气；放松时，全身肌肉要松弛下来，尽量呼气，这样锻炼的效果会更好。对老年人来讲，经常做这一动作，还可增加肌肉、韧带的弹性，延缓衰老。大家行动起来，经常伸伸懒腰吧！

21 啥？打哈欠还有这么多好处

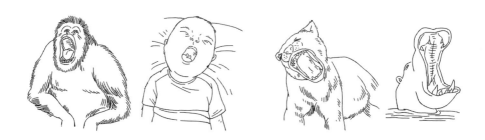

经常有某些重要人物在大会打哈欠的动作被媒体捕获，引起了很多非议，很多人认为这样不礼貌，没有认真开会，对与会者不尊重。其实这是大家对打哈欠不了解造成的。相信那些打哈欠的人也不想这样，只是实在控制不住而已。

打哈欠是身体的一种本能反应，它像心跳、呼吸一样，不受人的意志所控制，不管是人或者动物都会打哈欠。人从出生之时起，一直至生命的终止都会打哈欠。

◎ 人为什么要打哈欠

为什么夜间开车的司机会频繁地打哈欠，正在认真看书和做作业的学生也会哈欠连连，而看电影或电视剧时却很少打哈欠？为什么做感兴趣的事时很少打哈欠，做不感兴趣的事时却哈欠连连？早晨起床时为什么容易打哈欠？

其原因目前仍不能完全说清楚，有以下几种理论学说：

（1）降温说：认为打哈欠时吸入的冷空气会迅速降低面部血液的温度，进而冷却大脑，保持大脑的健康和清醒。他们认为人在疲劳时会导致大脑温度上升，因此就必须通过打哈欠来给大脑降温。

（2）缺氧说：认为当血液中氧含量变低时，就会让人打哈欠以吸入更多的空气。

（3）厌倦说：认为如果人对某件事情感到厌倦，就会打哈欠，用形体语言表达自己的不感兴趣。

（4）进化说：认为人打哈欠是原始祖先传下来的，是为了露出牙齿向别人发出警告。因为动物也会打哈欠。蜷伏在草丛里一动不动的蛇，常常打完哈欠再行动；水中的河马会先打个哈欠，之后再从水中走出来。

但这些理论都不能完全说服大家，目前得到了大多数人的认可的说法是：

打哈欠是人们觉得必须保持清醒状态的时候，促进身体觉醒的一种反应，是一种自身的"提神"。

◎ 打哈欠有什么好处

（1）警示保护作用：当人们睡眠不足或感到疲劳时，便会哈欠连连，这是提醒您大脑和各器官已经疲劳，要赶快睡觉休息；或者工作太紧张，需要适当地放松休息片刻来恢复状态。

（2）醒脑：每天早晨起床时，总会打几个哈欠，很多人觉得这是自己还没有睡醒。其实，这是人体通过打哈欠促进大脑皮层的各个功能区由抑制转变为兴奋状态，准备开始一天正常的工作。

（3）促进脸部肌肉活动：平均每天人们都会打很多次哈欠，打哈欠时整个面部都会得到运动，同时可以使咽喉部肌肉运动，肌力增加，人们在打哈欠期间全身的神经和肌肉会得到放松，处于完全松弛的状态，还可以减轻因咽喉肌肉松弛而造成的打鼾症状。

（4）让人放松：一个哈欠的持续时间虽然很短暂，大约6秒钟，但是其生理作用显著，这个期间人完全闭目塞听，全身神经、肌肉完全放松，对保护脑细胞，增加脑细胞的供氧，提高人体的应激能力具有良好的保护作用，能在生理和心理上得到一次很好的休息，其效果胜过镇静剂。

注意：如果老人频繁打哈欠要高度重视，可能是脑卒中前兆。

临床调查发现，约80%的脑卒中患者在发病前5～10天内，都有频繁打哈欠的现象。所以，家里老人突然频繁打哈欠，要引起重视，应及时就诊。

22　二郎腿虽舒服，但您知道它的危害吗

架腿而坐，跷一脚，谓之二郎腿。人们在坐位时经常爱跷二郎腿，很多人甚至会习惯性地跷二郎腿，有的人觉得这样比较舒服，有的人是为了显示大模大样，有的人是习惯成自然，只要坐下就会不由自主地做出这个动作。跷二郎腿短时间内可能会很舒适，但是长期如此可能会诱发不少问题。

（1）造成腰背部慢性损伤：在日常生活中，我们知道高低肩、长短腿、骨盆倾斜等问题大部分是由于骨盆受力不均引起的。人体正常脊柱呈"S"形，而跷二郎腿时，由于左右两侧骨盆受力不均，脊柱会发生代偿性的左右侧弯，同时由于身体前倾，脊柱会向后凸。此时，骨盆带动脊柱旋转，造成脊柱左右两边的软组织被动失去平衡，从而形成不良身姿。短期内可能对我们身体的影

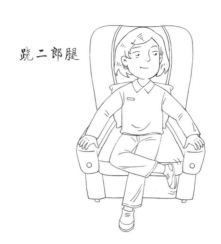

跷二郎腿

响并不明显，但腰背部肌肉如果长期处于不平衡的状态，可能会出现驼背的情况，还有可能诱发慢性腰背部疼痛症状。

（2）加重下肢静脉曲张：以"二郎腿"的姿势久坐时，一条腿的腘窝受到压迫，影响静脉回流。如果患者大隐静脉静脉瓣功能障碍，或患有其他影响下肢血液循环的疾病，有可能导致下肢静脉曲张的发生。已患有静脉曲张的患者，情况可能会加重。但临床上目前未见到因跷二郎腿导致下肢静脉曲张的患者，这是因为跷二郎腿是人们为了追求放松及舒适，没有人会连续几个小时保持同一姿势，往往会两腿轮换，可避免下肢静脉长期受压的情况，每次时间最好不超过 15 分钟。

（3）加重退变性骨关节炎：跷二郎腿时会增加膝关节内部结构的压力，使软骨的营养障碍，处于上方的腿，受力不均，向内侧偏斜，加重内侧关节软骨的磨损，同时，膝关节外侧副韧带受到持续牵拉，长期的持续牵拉可使其松弛，可能在已有骨关节炎的基础上形成膝关节的半脱位（膝关节两端骨面中心错位＞3 毫米），外表看起来像"O"形腿。这些对正常人的影响不是一朝一夕就能看出来的，但是，它是在持续缓慢地损害我们的关节软骨。对于已经发育好的成年人来说，导致"O"形腿的概率不大；而对于正在发育的未成年人，长时间跷二郎腿确实有可能造成"O"形腿；而对于老年人或已有膝关节关节炎、膝关节关节不稳的患者，影响会更大。

（4）压迫腓总神经：长时间跷二郎腿，处于上方的腿会发麻，这是因为膝盖长时间压迫处于膝关节外后方的腓总神经，如果时间过长，甚至会导致腓总神经麻痹，造成无法背伸踝关节及足趾。虽然绝大多数人只要恢复正常坐姿，上述不适会很快缓解，但是万一不能恢复不就悔之晚矣？

（5）影响生殖健康：女性跷二郎腿会导致会阴部局部温度升高，使会阴处形成温暖潮湿的环境，可导致致病菌大量繁殖，从而诱发外阴炎症或者阴道炎。如果病原体经生殖道上行感染并扩散，有可能影响整个盆腔。

对男性来说，久跷二郎腿时，大腿内侧及生殖器周围温度升高，这种"高温"会损伤精子，长期如此可能影响生育。因此，有专家建议，跷二郎腿最好不要超过 10~15 分钟，如果大腿内侧温度高、有汗，最好在通风处尽快散热。

对于久坐的人可通过跷二郎腿改善局部肌肉酸痛的症状，但时间不宜过长，最好的办法是保持正确坐姿，适当活动，放松腰背部肌肉。已患有糖尿病、腰椎间盘突出症、下肢静脉曲张、骨关节炎等疾病的患者，应避免跷二郎腿。

23　肩膀不一样高？千万别大意，可别让这个病毁了孩子一生

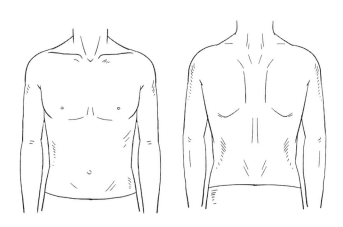

对于孩子肩膀不一样高，细心的家长会早点发现，而粗心的家长则可能很晚才发现。肩膀不一样高有什么问题吗？当然有了，它可能是脊柱侧弯引起的，这是危害青少年和儿童的常见疾病。

◎ 什么是脊柱侧弯

脊柱侧弯并不是单纯的向侧方弯曲，而是脊柱三维畸形，包括冠状位、矢状位和轴位上的序列异常。如果发现双肩不等高或后面看到后背左右不平，就

应警惕"脊柱侧弯"。这个时候应拍摄站立位的全脊柱 X 线片，如果正位 X 线片显示脊柱有大于 10° 的侧方弯曲，即可诊断为脊柱侧弯。

◎ 脊柱侧弯有哪些表现

脊柱侧弯的临床表现多样，除了背部不适外，还有双肩不等高，一侧肩胛骨突起，或"剃刀背畸形"，髂骨升高或突出，腰部皱纹不对称。还常伴有头晕头痛、皮肤粉刺、痛经、多动等，容易被诊断为颈椎病、粉刺、痛经、多动症等。

◎ 脊柱侧弯对青少年有哪些危害

脊柱侧弯会造成胸廓变形，使心脏和肺受到挤压，对心肺功能都有很大的影响，甚至会因氧饱和度不足而缺氧，身体的整体素质下降，严重的会出现心肺功能衰竭。脊柱严重畸形可引起神经功能障碍。外形上的异常会遭到周围小朋友的嘲笑，在患者的心里留下阴影，容易产生自卑感。

◎ 如何诊断脊柱侧弯（需要专科医师根据病情及相关资料分析）

最简单的方法是孩子穿较少上衣或裸露背部时注意观察双侧肩是否等高，弯腰时观察背部是否等高，站立时脊柱是否在一垂直线上。10 岁以上的孩子应 3 个月观察一次。如有不对称和偏歪，应及时看专科医生。依据病史、体格检查、X 线片检查很容易诊断，CT 扫描三维重建更加直观。

◎ 如何治疗脊柱侧弯（非专业人士仅供参考）

脊柱侧弯的治疗分为两大类，即非手术治疗和手术治疗。

常见的非手术治疗方法包括理疗、体操疗法、石膏、支具等，最主要的方法是支具治疗。

一般 20° 以内的特发性脊柱侧弯，可先不予治疗，进行严密观察，如果每年加重超过 5°，则应进行支具治疗。首诊 30°~40° 的青少年特发性脊柱侧弯，应立即进行支具治疗，因为这一组患者 60% 以上会发展加重。

青少年特发性脊柱侧弯在下列情况需要考虑手术治疗：

（1）胸弯大于 40°、胸腰弯/腰弯大于 35° 者。

（2）支具治疗不能控制，侧弯快速进展者。

（3）腰背疼痛明显或者有神经压迫症状者。

先天性脊柱侧弯的患者，如果侧弯是容易进展的类型或者在观察期间出现侧弯明显进展，则应尽早手术治疗。

脊柱侧弯手术目的：防止畸形进展；恢复脊柱平衡；尽可能地矫正畸形；尽量多地保留脊柱的活动节段；防止神经损害。

24 人老了真的会变矮吗

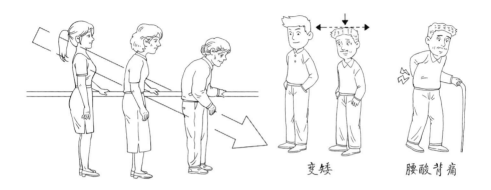

变矮　　　　　　腰酸背痛

随着年龄的增长，皮肤会变得松弛，视力和听力会不同程度地下降，头发也会变得花白，这些都是变老的特征而且比较明显，也最容易被大家注意到和接受。但是人老了以后身体变矮，很多人可能都没有注意到。越是身材高大的人，年老之后，身高下降得越明显。据日本的有关资料介绍，以男性60岁为基础，65岁和75岁，身高分别下降1.5厘米和3.5厘米。

◎ 为什么会变矮

（1）椎间盘原因：老年人椎间盘老化脱水，椎间盘体积缩小，厚度变薄，如果累及数个椎间盘即可导致身高的降低。假如每个椎间隙变窄1毫米，那身高降低2.4厘米，如果每个椎间隙变窄2毫米，那就将近5厘米了。

其实人的身长在一昼夜间也是有变化的：早上最长，晚上最短，相差2~3厘米。这是因为椎间盘中的含水量有所不同。人经过一天的劳累，椎间盘会相应压缩，到了第二天早晨又会有相应的恢复。

（2）椎体骨质疏松性压缩性骨折：老年人身高变矮的罪魁祸首是骨质疏松，骨质疏松容易出现椎体病理性骨折；椎间盘变薄，抗压能力减弱，椎体在受到即使轻微的外力时，如果合并骨质疏松症，则很容易发生骨折。椎体在压力作用下塌陷，呈楔状变形或变扁，脊柱向后凸，产生"驼背"，身体不能站立，身高相对降低。这种骨折一般没有外伤史和剧烈疼痛，所以老年人不知不觉地个子变矮了。

除此以外，两侧髋关节、膝关节、踝关节间隙内也有纤维软骨板，也会发生退变，使关节间隙变窄，使人变矮。

◎ 怎么办

老年人变矮的特点是躯干缩短明显，四肢缩短很少，所以老态龙钟主要表现是弯腰驼背。老年人肌力下降，挺胸收腹较为困难，姿势不良也会影响身高。健康的生活方式、合理的营养膳食、科学的健身运动、舒适的生活环境、良好的心理状态等都可以减缓人体退变和衰老的过程。从以上这些方面来说，每个人的衰老程度又不尽相同，而且差距很大。

实践证明，长期坚持体育锻炼可减少老年病的发生，推迟机体衰老的过程。早年养成良好的姿势，也有助于克服晚年的弯腰驼背。

让我们一起努力，使衰老慢一些，争取"70 岁的年龄 30 岁的身体"。

25 人老了为什么会"驼背"

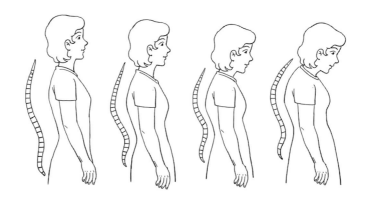

门诊来了母女二人，老人家精神矍铄，弯腰拄拐，笑容满面，很是慈祥。从外表上看除了驼背没有什么异样。我问："老人家您有什么不舒服吗？"老太太说："我没什么不舒服，就是近年来驼背了，孩子们非要我来看看，人老了嘛，驼背很正常，有什么看的！"老人家的女儿却不同意老太太的意见，跟我说："医生，您给我妈看看吧，周边邻居和亲戚这么大年龄的人没有这么明显驼背的，我们担心会不会有什么问题。"经过检查后确定老人家是由于骨质疏松引起的老年驼背，家人这才放心。

弯腰驼背、挂杖而行、牙齿稀少、头发花白、皮肤松弛、满脸皱纹常被人们用来描述老人的形象。

◎ 为什么老年人容易发生驼背呢

骨质疏松是最主要的原因。随着年龄的增加，一部分老年人会发生骨质疏松，骨强度下降，很容易发生微小骨折，骨折发生后椎体压缩，椎体前部较后部压缩得更多，呈前低后高的形态。如果多个椎体发生这样的骨折，脊柱就会明显向前弯曲而出现驼背。被压缩的椎体越多，压缩的程度越厉害、驼背就会越明显。

当然肌肉和韧带变得松弛也是一个重要原因。上了年纪后，肌肉的强度和弹性下降，缺少了肌肉和韧带有力的"把持"，脊柱会不断地向前弯曲，久而久之，也会加重驼背的形成。

女性在绝经后雌激素水平迅速下降，更容易发生骨质疏松，所以驼背以老年妇女居多。

◎ 有什么危害

绝大多数人没把驼背当回事，因为它不像心脏病、高血压、糖尿病等情况对身体影响明显。轻度驼背除了形象不佳外，一般没有明显影响。但驼背严重时会影响老年人的生活质量，除了有明显的腰背疼痛、行走不便外，还会由于胸廓的变形，影响心肺功能。由于驼背是渐进的，不易察觉，一般需要很多年的时间，开始时，人们都不太在意，一旦形成驼背，则很难纠正。

◎ 如何预防

在很多人的眼里，上了年纪出现驼背是再正常不过的事情，事实上，如果我们在日常生活中能够采取措施进行预防，当我们老了，不一定会驼背。

（1）座椅不能太软，不宜久坐，床垫软硬要合适。特别是看电视坐沙发时，如果沙发过软，很难保持正确坐姿，可加重驼背的形成。老年人多喜爱下棋或打牌，此时应避免久坐而且要注意坐姿。硬度合适的床垫也很重要，良好的床垫无论在平卧还是侧卧应均能保持脊柱正常生理弯曲。

（2）预防骨质疏松最重要。如果已经存在骨质疏松，应及时就医，在医生指导下服用药物进行系统治疗。

（3）适当锻炼，不仅能强身健体，还能预防骨质疏松，从而减少驼背发生。

（4）出现骨质疏松后，应适当减少弯腰拾物动作。避免摔倒，避免骨折。

在日常生活中，无论站立、行走或坐着，随时有意识地挺直上身，抬头挺胸，不仅优雅，还能预防驼背，何乐不为？

26 什么是椎体成形术

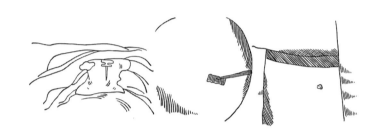

随着老龄化社会的到来，老年人骨质疏松人数不断增加，骨质疏松性骨折也随之增加。有人只是转了个身、咳嗽一声、打个喷嚏或端了一盆水就出现了严重的腰痛，到医院一检查，诊断为腰椎骨质疏松性骨折。怎么办？回家卧床休息？可是翻身就疼！手术？年龄大了，风险太大！有没有创伤小，效果好的办法？绝大多数医生会建议："做个椎体成形吧，止痛效果立竿见影。""什么是椎体成形？是手术吗？这么大年龄能手术吗？"

◎ 椎体成形术的定义

椎体成形术全称为经皮穿刺椎体成形术（PVP），是通过向病变椎体内注入骨水泥达到强化椎体的技术。还有一种是球囊扩张椎体后凸成形术（PKP），先用球囊扩张然后再注入骨水泥，二者均属于微创手术，都能增加椎体强度和稳定性，防止塌陷，缓解疼痛，甚至部分恢复椎体高度。

◎ 手术创伤大吗？这么大年龄身体受得了吗

手术是在局麻下完成，在背部做一 2～5 毫米的小切口，用特殊的穿刺针在 X 线监护下经皮肤穿刺进入椎体，将骨水泥注入椎体内。手术创伤很小，一般均可耐受。如果实在不能耐受俯卧位，还可采用侧卧位手术。

◎ 做椎体成形术有什么好处

（1）止痛效果明显：术后疼痛的缓解率为 70%～95%。还可以防止骨折椎体的进一步压缩、塌陷。患者总体满意率很高。可以说目前任何一种药物治疗都不能获得如此有效的止痛效果。

（2）减少并发症：椎体成形术手术时间约 30 分钟，术后 24 小时患者即可在腰围保护下离床活动（还有更激进者术后两小时即允许患者下床活动），避免了长期卧床带来的诸如肺炎、压疮、尿路感染等并发症和护理上的不便，避免了长期卧床导致骨量丢失从而加重骨质疏松的恶性循环。

◎ 这么神奇？为什么能止痛

第一：椎体成形术，将骨水泥注入椎体，使骨质疏松椎体内微骨折得到固定，增加了椎体的稳定性，从而减少了对椎体内痛觉神经末梢的刺激；

第二：骨水泥在硬化过程中产热破坏了椎体内的神经末梢及消除了炎性致痛因子，达到了止痛效果；

第三：骨折后形成椎体内高压，穿刺后实现了椎体减压，可使疼痛缓解。

◎ 椎体成形术适合哪些疾病

椎体成形术最初适用于椎体血管瘤、骨髓瘤、椎体原发及转移性恶性肿瘤、部分椎体良性肿瘤。近年来，经皮椎体成形术的应用逐渐推广，更多是应用于骨质疏松性椎体压缩骨折伴有严重疼痛的患者。目前因其良好的疗效和较高的安全性得到了广大医生和患者的认可。

◎ 所有椎体骨折都适合椎体成形术吗

当然不是。椎体成形术主要适用于骨质疏松性骨折。

对以下情况则不适用：年轻人群中较大暴力造成的骨折；药物治疗后明显改善的患者；有神经损害症状的骨折；骨块明显压迫椎管的骨折。

◎ 椎体成形术有风险吗

毋庸讳言，任何手术操作都有风险。椎体成形术的风险包括：穿刺针进入椎管引起神经损伤，骨水泥外漏，骨水泥进入椎管引起神经受损，等等。还有其他一些并发症，在术前，主治医生会详细介绍。这些风险发生率都较低，与术后能迅速恢复相比，冒点险也是值得的。当然做不做手术得由患者及家属决定，医生尊重患者及家属意见。

温馨提示：椎体成形术创伤小，安全性高，恢复快，因此在临床应用较广。但椎体成形术对骨质疏松没有治疗作用，不能改善骨质疏松，不能预防其他部位再次发生骨折。骨质疏松骨折代表骨质疏松已经很严重，因此术后需要继续正规抗骨质疏松治疗。

27 这是什么"水泥"？比黄金还贵

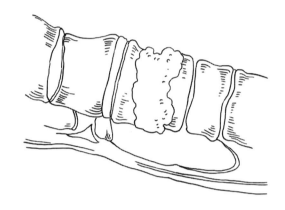

老年人因为骨质疏松性骨折住院治疗，医生交代可行经皮椎体成形术，家属也表示同意手术治疗。术前医生交代手术方案：要向椎体内注入 3~6 毫升骨水泥。手术费用大概需要两万多元，单纯骨水泥每包 3 000~4 000 元不等。患者家属一听："这水泥是什么做的？工地上的水泥一袋才 30 块钱，你们 6 毫升就要三四千？比金子还贵？"

◎ 什么是骨水泥

"骨水泥"是骨粘固剂的俗名，由于它的部分物理性质以及凝固后外观和性状与建筑、装修用的白水泥很相似，于是骨科医生便给它起了这一通俗好记的名字。

骨水泥的专业名称为聚甲基丙烯酸甲酯（polymethyl methacrylic，PMMA），主要用于人工关节置换手术、椎体成形术、抗生素载体等，属高科技产品，与工地上的水泥完全是两回事。

◎ 如何调制与使用

骨水泥由白色粉末和无色带刺激气味的液体两部分制剂组成，使用时将二者混合，即可发生聚合反应，聚合过程中会发出特殊气味。开始像砂浆，进而如同糨糊，接着变成面团一样，可以揉捏、挤压成任意形状，最后逐步硬化，整个过程十分钟左右。医生在其硬化前，将它置于准备更换关节的部位或注入受伤椎体内。

◎ 假体是用骨水泥粘住的吗

骨水泥不是胶，没有粘合性质，与骨和假体之间无化学连接，它是依靠微观绞锁（micro-interlock）和容积填充（bulk-filling）两种作用机制来固定假体。骨水泥浸入松质骨内形成界面上的交织嵌顿实现微观绞锁固定，使界面强度明显提高，避免假体在界面上的微动。容积填充是将骨水泥均匀分布在假体与骨质之间，起到应力传导作用。如果没有骨水泥，假体与骨床之间通过少数点状接触传导载荷，将造成接触部位的局部应力增高。

◎ 骨水泥有毒副作用吗？置入后对身体有害吗

这是所有患者及家属最关心的事，毕竟放进去就再也取不出来了，从今往后就要与它朝夕相处了。

水泥单体（未聚合之前）具有细胞毒性，一旦形成聚合物就没有毒性了。单体进入血液后会使血压下降，脉搏加快，虚脱，低氧血症、心律失常、心搏骤停、心肺功能障碍，甚至死亡等。骨水泥过敏有可能是导致低血压的另一个原因。

临床上心血管系统的变化常发生在使用骨水泥 30 分钟之内，最常见的是一过性的动脉氧分压降低，持续 10 分钟左右后恢复。

◎ 这么危险，怎么办？还敢用吗

骨水泥总的来说是安全的，毕竟用量很小。在向髓腔注入骨水泥时，应跨过黏丝期，在面团期注入，这时大部分单体已经聚合，减少了单体在体内释放和吸收。在准备使用骨水泥时，手术医生会提醒麻醉医生注意观察生命体征变化，一旦出现异常立即处理。也可预防性给予糖皮质激素预防过敏的发生，加用适量血管活性药物维持循环稳定，一旦发生骨水泥反应综合征时，麻醉医生也会及时提醒手术医生并采取措施。

◎ 据说还能抗感染

能抗感染的骨水泥称为抗生素骨水泥。在预防和治疗感染方面发挥着重要作用，在骨髓炎治疗、关节感染翻修中应用广泛。

抗生素释放量与抗生素种类、表面积、骨水泥成分、使用方法等有关。最大释放量在第一个 24 小时内，此后逐渐降低，持续数月。

总结：医用骨水泥与工地上的水泥完全不同，就像油漆与车漆一样，虽然都叫"水泥"和"漆"，但价格完全不同。骨水泥在骨科应用广泛，尤其是在椎体成形术中应用越来越多。水泥单体有毒性作用，一旦形成聚合物就无毒了。因此完全不必担心后续的毒副作用，可以放心应用，能解决临床实际问题是最重要的。

28 腰围固定带，您用对了吗

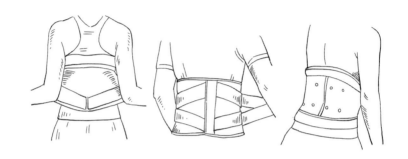

小康不小康，关键看健康。近年来大家对于健康越来越重视，掀起了全民健身热潮，但是一些错误的动作或过量活动经常引起腰部疼痛。经常加班工作、长时间久坐的白领一族也成为腰痛发病的主力军。因腰痛就诊的患者，当诊断为腰部软组织损伤后，很多医生会嘱咐戴腰围保护一段时间。腰椎间盘突出症术后、腰椎骨折术后的患者都要常规佩戴腰围。但是有时候医生并没有交代腰围的作用，如何使用及使用多长时间等问题。有的人一戴就是几个月，有的人则是三天打鱼两天晒网。

腰围又称护腰，也称腰部固定带。多用于腰部急性疼痛、腰椎间盘突出症等辅助治疗，久坐久站工作者，腰椎手术后的患者也经常用来保护腰部。

◎ 腰围有什么作用

佩戴腰围主要目的是制动和保护，它能限制腰椎的前屈、后伸及旋转运动，在一定程度上加强了腰背肌的力量，增强了腰椎稳定性，为患者病情恢复创造良好的局部环境。

佩戴腰围后，减少了腰椎的前凸，而使重心后移，腰部的肌肉得到放松，减少腰背肌的劳损。

◎ 腰围正确放置位置和松解度是怎样的

有的人将腰围固定在了髋部，有的人固定在了上腹部，这些都不正确。正确的位置应该是腰围的下缘卡在髂嵴上。松紧度应以能插入 1 ~ 2 根手指为度，过松不能起到相应的作用，过紧则舒适度下降。

◎ 选择哪种腰围

对于腰部不适的患者，往往需要选择硬质的腰围，这样才能够在运动过程中提供一定的支撑力，减轻其肌肉受力，起到保护腰部的作用。此类腰围多加入钢条或树脂板条，而且后部一般较高。

◎ 佩戴多长时间合适

佩戴腰围的时间应根据腰疼情况而定，一般 3 ~ 6 周为宜，腰椎术后患者一般使用 6 ~ 8 周，最长使用时间不能超过 3 个月。虽然腰围可使腰部肌肉得到休息、缓解肌肉痉挛，有利于疾病康复。但它的保护是被动的，短时间内有效，如果长期使用，会减少腰部肌肉锻炼机会，腰部力量下降，腰肌逐渐失用性萎缩，使腰部对腰围产生依赖，更有甚者最后不敢取掉腰围。因此，佩戴腰围时间要有限度，应该在不加重症状的情况下，尽早加强腰背肌及腹肌的功能锻炼，使肌肉强壮有力，形成"肌肉腰围"。

如何正确佩戴
腰围

29　频繁推拿按摩真的好吗

推拿按摩，因其能放松筋骨、消除疲劳，一直受到大众喜爱。随着现在老百姓保健意识的增强，推拿按摩也更加流行，只要颈肩部或是身上哪儿不太舒服，一般首先想到去按按。

推拿按摩是祖国医学的瑰宝，在中国有悠久的历史，几千年前就受到中国医学家及养生学家的高度重视。如《黄帝内经》中就指出："按摩勿释，着针勿斥，移气于不足，神气乃得复。"说明在很久以前推拿已成为医疗和养生的重要手段。

◎ 频繁推拿好吗

毋庸置疑，推拿按摩可以在一定程度上缓解疼痛、解除疲劳，是一种有效的疗法。但频繁的按摩不一定有益。因为现代人生活活动量和活动幅度小，基本没有剧烈运动，只有一小部分（约20%）的肌肉处于持续运动状态，而大多数（约80%）的肌肉处于"休眠"状态。肌肉容易出现平衡紊乱，因此也易出现某些部位酸痛。频繁按摩的反复刺激会使人细小的肌肉纤维断裂，最终形成瘢痕，缺少弹性，肌肉缺乏了活力，反而越容易变得酸痛。这也使得一些人对推拿按摩产生了依赖，几天不去按摩就全身不舒服。

◎ 所有人都适合推拿按摩吗

当然不是，以下这些情况最好不要进行推拿按摩：过饱、过饿、过累或长期睡眠不佳时尽量不要推拿按摩；脱臼、骨折、急性扭伤期禁忌推拿按摩；皮肤外伤、炎症或疱疹等皮肤疾病时不建议推拿按摩；怀孕期间禁忌推拿按摩；有精神疾病不能配合者，最好不要去推拿按摩；有严重心、脑、肺病患者；有出血倾向的血液病患者；骨关节结核、骨髓炎、老年性骨质疏松症等骨病患者；诊断尚不明确的急性脊柱损伤伴有脊髓炎症状的患者；脊髓型颈椎病或有神经症状椎间盘突出症患者；慢性病患者，尤其是肿瘤患者。

◎ 推拿按摩越痛越好吗

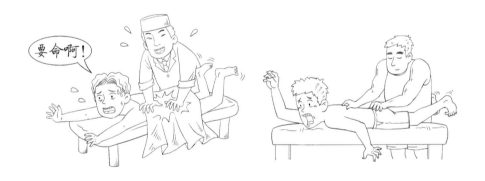

很多人在进行推拿按摩时龇牙咧嘴，痛苦不堪，甚至有人认为，不痛就是力度不到位。其实推拿按摩最基本的要求有 4 个，即均匀、柔和、有力、持续，其中柔和是非常重要的。因此，按摩并不是越痛越好。另外，一味强调手法的力度，非但起不到治疗作用，反会加重病情。

◎ 一次推拿按摩多长时间好

按摩时间太短，达不到效果；按摩时间太长，又会适得其反，有人还会出现按摩疲劳症。应根据情况不同，适当控制按摩时间。按摩时最好不要在同一部位反复长时间按压，要注意分散开，一个部位最多按摩 10 分钟。一次时间一般在四五十分钟到一小时为宜。

　　总之凡事都有度，推拿按摩也是如此。适度按摩可促进血液循环，放松肌肉，缓解疲劳，对身体毫无疑问是有益的。但是，过度推拿按摩反而对身体不利，长期对肌肉皮肤进行刺激会导致酸痛乏力，肌肉萎缩等情况发生。适度怡情，过度伤身。

第二部分

关节相关问题

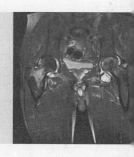

30 卵巢可以长囊肿，半月板也可以

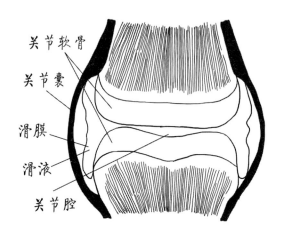

关节软骨
关节囊
滑膜
滑液
关节腔

门诊来了一位年轻人，进入诊室时未发现明显步态异常。坐下后，患者自诉：半个月前无意中发现下蹲的时候，膝关节出现一个包块，伸直的时候包块又消失了，自己很担心，赶紧过来看看。经过查体后我告诉患者："这是半月板囊肿，需要手术治疗。""半月板囊肿？我听说过腱鞘囊肿、腘窝囊肿，还听说过卵巢囊肿，半月板也会长囊肿？是先天的吗？会残疾吗？会癌变吗？"看着患者紧张的表情，趁着患者不多，我给他详细讲解一下。

◎ **什么是半月板囊肿**

半月板囊肿是指发生于膝关节半月板部位的囊性肿物，多继发于膝关节半月板损伤。发病人群主要为年轻人，在从事剧烈运动和特殊职业的人员中，半月板损伤的概率更高。半月板囊肿多数发生在外侧半月板，外侧与内侧之比为（5~10）：1。其形成多数与半月板损伤有关。

◎ **为什么会出现囊肿**

不同程度的外伤引起半月板组织挫伤和积血，逐渐发生黏液样退变或在半月板层裂损伤处有滑膜细胞并有黏液分泌，逐渐增大后形成囊肿，这是半月板囊肿形成的主要原因。一般情况下，先在半月板无血管区内出现较小的囊肿，以后由于关节活动滑膜液抽吸泵的作用，使小囊肿向膝关节周围移行，较多的液体进入囊肿使其体积不断增大。

◎ 有什么表现

大部分患者无外伤史记忆，常有慢性关节疼痛，劳累或长时间行走后疼痛、深蹲痛、上下楼痛，休息时减轻甚至消失，可伴夜间疼痛；有的人除可见包块外，无其他不适；有的患者可出现半月板损伤的典型特征，如膝关节交锁、打软腿等。部分患者在关节间隙能见到明显的肿块，有囊性感。一般屈膝时增大，伸膝时变小，甚至消失。

◎ 怎么确诊

在关节间隙的周围看到有囊性的突出，可初步考虑半月板囊肿，进一步明确诊断需行 B 超或 MRI 检查，这两项检查均为无创操作。MRI 检查可以看到有没有半月板的撕裂，同时可以看到囊肿的大小，囊肿发生的部位，囊肿与半月板之间的关系，为进一步手术治疗提供依据，是体外无创诊断膝关节半月板囊肿的最佳手段。

◎ 如何治疗

半月板囊肿非手术治疗的指征有限。治疗方法包括卧床休息、抽吸囊内积液、弹性绷带加压包扎、石膏固定、加强股四头肌锻炼等，只适用于症状较轻患者，而且容易复发。最常用的治疗方法是关节镜下切除，不仅可以切除囊肿，还可以探查并同时处理半月板损伤，包括半月板成形或缝合术。如果只行单纯囊肿切除，而不同时处理半月板损伤，术后极易导致囊肿复发。当然如囊肿过大，可能需要开放手术切除囊肿。

总之，半月板囊肿是半月板损伤常见的合并症，不仅不会残疾，更不会癌变，但如果处理不好，会逐渐加重并影响膝关节功能。在治疗的过程中不仅要处理囊肿，还要修复半月板损伤，才能最大限度避免囊肿复发。

31 有不是半月形的半月板吗

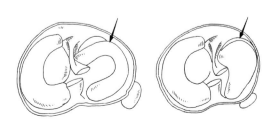

门诊来了一位中学生，因打球时不慎伤到膝关节，当时并未在意，近一个月来一直疼痛不适，并且经常在走路时出现关节"卡"住的现象。家人不放心这才来就诊，经过检查初步考虑半月板损伤。为了稳妥起见，给患者开了一张膝关节 MRI 检查单，结果显示右膝外侧盘状半月板并损伤。向患者及家长交代病情时家长表示："半月板我经常听说，盘状半月板是什么情况？还有不是半月形的半月板？"其实在门诊经常会碰到一些膝关节疼痛、弹响的患者，经 MRI 检查诊断为"盘状半月板损伤"。

◎ 什么是盘状半月板

盘状半月板，顾名思义，它不像正常半月板呈月牙形，而是较正常的半月板大而厚，尤其是在体部呈盘状因而得名。这是半月板的一种形态异常，严格意义上讲不能称为半月板，而应称为盘状软骨。

◎ 为什么会出现盘状半月板

盘状半月板的病因尚不清楚。有的学者认为是软骨盘发育障碍造成的。也有人认为是出生后在幼儿时期逐渐发育形成的。

盘状半月板在不同地区或种族之间发病率差异很大，东方人发病率高于欧美人，在欧美发病率不到 1%，但在我国、韩国和日本则发病率很高，占半月板手术数的 26%～50%。东方人多发生在外侧半月板，而欧美人以内侧多见。男性多于女性，为（2～7）∶1，发病多为青壮年，左右两膝发病率相近。

◎ 有什么危害

盘状半月板患者未受伤前多与常人无异，少数可在屈膝等活动时发现膝关节有弹响。多数患者是在膝关节受伤拍片时发现的。事实上这种半月板是"残疾"半月板，运动中其发生撕裂的可能性较正常半月板大。

正常的半月板横断面呈楔形，可紧密填充在股骨髁的球状面和胫骨平台的平面之间，配合关节囊起到稳定关节的作用。而盘状半月板则呈圆形、方形、盘形、肾形等不同的形状，将股骨关节面和胫骨关节面完全隔开，不能起到正常半月板的楔形填充作用。

盘状半月板较正常半月板宽大而厚，表面不光滑，有的边缘附着坚固，因而在关节内活动受限，在活动过程中各种应力的作用下，极易受伤，发生磨损、变性或撕裂。有些盘状软骨与关节囊的连接较为疏松，甚至在其后半部就与关节囊彻底分离没有连接，以至于一些简单的运动，如跑步等也有可能使得盘状半月板离开原来的位置，卡到关节的前方导致膝盖伸不直，或者卡到关节的后方导致腿弯不下去，这种情况最多见于儿童。因此，如果发现小孩子的膝关节突然伸不直，要考虑到盘状半月板损伤的可能性。

◎ 怎么办

没有症状的盘状半月板可以不需要任何治疗，加强肌肉训练，尽量避免损伤就可以了。有症状的盘状半月板应该尽快手术治疗，这也是唯一有效的办法。

微创关节镜下做半月板成形术，将盘状软骨修剪为近似正常半月板形态，这不仅能消除盘状软骨所产生的症状和体征，更重要的是保存了半月板传导载荷的功能，使膝关节的生物力学状态接近了正常状态，能防止晚期退行性改变。

32 什么样的半月板损伤需要手术

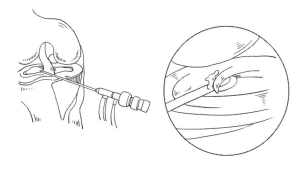

近年来随着大家对健康的重视，各种健身运动也随之兴起，然而由于活动不当，也引起了很多损伤，其中膝关节半月板损伤占了很大一部分。经常有患者或朋友拿着膝关节 MRI 片子或报告来咨询："我半月板Ⅲ度损伤，要不要手术？""我的Ⅱ度损伤，保守治疗能行吗？"等等。

对于半月板，相信大家都很熟悉了。它是膝关节之间的一层纤维软骨，能增加关节的稳定性和匹配性，缓冲震荡，减少软骨之间的摩擦，从而起到保护膝关节的作用。

如果医生在诊治过程中考虑半月板损伤，一般会建议进行膝关节 MRI 检查。根据 MRI 表现来初步判断半月板损伤严重程度并决定下一步治疗方案。

一般来说，半月板损伤 MRI 分为五度 / 级（0 ~ Ⅳ）：

0 度（正常）：半月板形态正常，表面光滑完整，内部呈均匀低信号区；

Ⅰ度（退变早期）：形态正常，表面光滑，内部出现片状高信号区，范围小于半月板断面的 1/2；

Ⅱ度（退变晚期）：形态及表面结构正常，内部高信号区大于半月板断面的 1/2，但未达关节面；

Ⅲ度（撕裂）：内部出现纵形、横斜形或放射状的线状高信号并达关节面，半月板形态正常或变薄，表面不连续；

Ⅳ度：半月板损伤成多块状并向关节腔内移位，结构部分或全部消失，局部呈明显高信号区，均伴有中重度增生性骨关节病和不同程度的关节软骨损伤。

◎ 半月板损伤的危害有哪些

半月板损伤后如果没有正确治疗和处理，则可能会产生一系列不良后果，包括持续性疼痛、关节活动能力下降、关节交锁，更容易出现关节损伤和创伤性关节炎，关节软骨磨损，退变加速甚至提前发生骨性关节炎，使患者生活质量大打折扣。

◎ 什么情况的半月板损伤需要手术治疗

对于半月板损伤是否需要手术，虽然说有经验的骨科医生通过仔细查体可以做出大致判断，但通常仍要根据患者的症状、体征、膝关节 MRI 检查三方面综合分析判断。一般来说半月板损伤Ⅰ~Ⅱ度是可以保守治疗的，如果保守治疗效果不佳时应及时进行关节镜检查，因为关节镜不仅能在直视下了解半月板损伤真实情况，而且能同时进行相应治疗。

Ⅲ度以上损伤结合症状（痛/肿/响）、体征（关节交锁，活动受限等）一般需要手术治疗。可在关节镜下进行半月板修复术，创伤小，恢复快。对于严重损伤无法修复的半月板，可以进行半月板置换术。

33 半月板术后锻炼方法

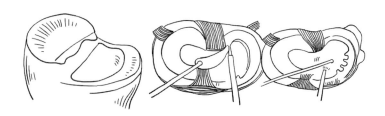

随着健康理念深入人心，健身运动成了现代社会不可或缺的内容之一。但是不正确的运动方式很容易造成半月板的损伤，很多人甚至经历了手术治疗。手术通常都很顺利，而且能很快出院。但患者出院后的功能锻炼很关键，为此有必要给大家讲解一下半月板术后的相关问题。

◎ 半月板手术后多久可以负重活动

如果是半月板部分切除或全切除，术后第 2 天在疼痛能够忍受的情况下可以部分负重行走。如果是半月板缝合，一般需要扶拐至少 4 周，患肢不负重下床活动，4 周后方可部分负重，6~8 周后如果条件允许，可逐渐恢复完全负重。

◎ 术后如何锻炼

在半月板手术中以半月板缝合居多，因此主要介绍半月板缝合术后的功能锻炼。

（1）术后 1 天至 4 周：术后加压包扎，抬高患肢，予以可调支具外固定；麻醉消退后，即可屈伸踝关节并进行大腿肌肉绷紧及放松练习。

术后 2 天可尝试直腿抬高锻炼（伸膝后直腿抬高至足跟离床 15cm 左右并维持一段时间）。

术后 1 周除继续并加强上述练习，可练习床边垂腿。

2 周后力争被动屈曲达 90°，每次锻炼结束后建议仍佩戴支具。

术后 2~4 周可以开始"踢皮筋"练习（抗阻力练习），以加强腿部力量。每周被动屈膝角度增加 10° 左右。

术后 4 周可被动屈膝至 120°，主动屈膝至 90°；开始练习旋转小腿，范围至刚刚自然停止为止；挂拐下地，部分负重，负荷为体重的 1/3~1/2。

（2）术后 8 周及以后：患肢可完全负重；被动屈膝需超过 120°，可自行主动膝关节活动练习；可开始"勾腿"练习，以加强大腿后群肌力；进行前后、侧向跨步练习；固定自行车练习，无负荷至轻负荷。

3 个月后逐步全面恢复运动或专项训练。强化肌力并加强跑跳中关节的稳定性。但切记要循序渐进！

◎ 半月板修整术后的功能锻炼

除了踝泵和直抬腿练习，术后第 1 天可下床活动外，术后 3 天要膝关节功能弯曲达到 90°，术后 1 个月可恢复正常生活，运动员术后 3 个月可恢复训练。

直腿抬高训练

◎ 半月板切除术后功能锻炼

术后一周主动屈曲达到90°，2周主动屈曲达到120°～130°，6～8周可上下楼和骑自行车，2～3个月可恢复训练和正常生活。

需要指出的是：这里所说的锻炼只适合大多数常规情况，如果有任何不适应当及时联系您的手术医生并得到具体指导，然后继续锻炼，且不可盲目生搬硬套。

练习次数、时间、负荷大小应根据手术情况及自身条件情况而定。肌力的提高是关节稳定的关键因素，必须认真坚持练习。活动度练习后可给予冰敷15～20分钟。如平时或练习后感到关节肿、痛、发热明显，可再次冰敷，每日2～3次，同时减少活动量。

34 前交叉韧带重建术后如何康复

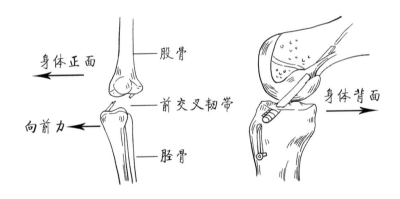

膝关节前交叉韧带对维持膝关节的稳定起着重要作用，其损伤、撕裂、断裂会引起膝关节松弛、不稳，长期可致肌肉萎缩、半月板损伤甚至骨性关节炎等并发症，严重影响患者的生活质量。完全断裂者需要进行手术重建。除了手术因素外，术后康复训练水平的高低，也决定了前交叉韧带损伤术后的功能恢复程度。

◎ 术后不同时期康复内容

（1）术后1～2周：术后1周内处于炎症反应期，应以减轻关节疼痛、消除下肢肿胀、避免关节积液、减少肌肉萎缩为主要目标。

术后患腿抬高放于枕头上，足尖向上，膝关节下方悬空，避免将腿垫成微弯位置。麻醉消退后，开始活动足趾、踝关节（踝泵运动）；如疼痛不明显，可尝试收缩股四头肌（大腿前侧肌肉绷紧及放松）及腘绳肌等长练习（患腿放于枕头上，用力下压，使大腿后侧肌肉绷紧及放松）。但要注意严禁抬小腿动作，以防影响重建韧带的稳定性。

术后 24 小时可以在夹板或支具的保护下扶拐下地不负重行走。术后 2 天可以进行直腿抬高和侧抬腿练习。术后 3 天，开始屈曲练习，可以试着坐在床边，将膝关节自然下垂到 30° 微痛范围内，并进行仰卧位闭链屈膝锻炼（屈膝过程中足跟不离开床面，在床面上活动）。术后 4 天可部分负重（体重的 1/3 左右），屈曲练习至 0°~60° 范围。术后 5 天屈曲练习至 70°~80°，并可开始主动屈伸练习。术后 1 周屈曲角度到 90°。

拆线后可开始推髌骨，向上、下、内、外四个方向推动。推完后即刻冷敷 10 分钟。

（2）术后 2~4 周：康复训练应以加强膝关节活动度，以及加强腿部肌肉力量为主。

术后第 2 周：被动屈曲至 100°，强化肌力练习（直抬腿可达 6 分钟）。术后 3 周被动屈曲至 110°。开始坐或卧位抱膝练习屈曲。抱膝至开始感到疼痛处保持 10 秒，稍稍放松（整个练习过程中不可完全伸直）休息 5 秒，再抱膝，反复练习 20 分钟，每日一次。

术后 4 周（睡眠时可不带夹板）：被动屈曲达 115°。开始静蹲或靠墙滑动练习，平行杠内患肢部分负重训练，重心前后、左右转移训练，游泳池内行走，功率自行车训练，力求达到正常步态行走。

（3）术后 5~6 周：被动屈曲达 120°。功率自行车练习，无负荷至轻负荷。开始进行膝关节稳定性训练，可训练抬小腿动作，增加重建韧带的应力，并适当进行步态训练。训练时身体靠墙、双腿分开与肩同宽，足跟翘起站立，每个维持 10 秒，每次 10 个，每天 5 组；身体逐渐下滑，使膝屈曲角度每日递增，并逐渐加大屈膝角度至第 6 周达到 120°，注意小腿要与墙面保持平行。满 6 周后可脱双拐完全负重行走，并开始进行上下楼梯训练。

（4）术后 6~8 周：康复训练主要包括滑板、直腿抬高、夹球、腘绳肌训练、抬小腿、功率车、步态训练、单腿站立训练、静蹲和本体感觉训练等。训练患者带支具完全负重行走，强化股四头肌肌力和关节活动范围训练，被动屈曲角度逐渐至与健侧相同。逐渐尝试在保护下全蹲，强化肌力，增加直抬腿练习和静蹲练习次数。

（5）术后 8~12 周：主动屈伸膝角度应达到基本与健侧相同，且无明显疼痛。康复训练仍以增加肌力和稳定性为主，可增加更多专项运动能力训练。开始进行慢跑训练。每日俯卧位屈曲使足跟触臀部，持续牵伸 10 分钟 / 次。开始跪坐练习，开始蹲踏练习。

（6）术后 12～20 周：术后半年内，患者重建的新韧带还不够坚固，腿部肌肉的力量通常也还没有达到正常的水平，因此所有练习和运动都必须循序渐进，不得冒进。这一阶段可进行膝绕环练习、跳上跳下练习、侧向跨跳练习、游泳（早期禁止蛙泳）、跳绳及慢跑等。必要时患者可佩戴护膝以进行保护。术后半年应可进行轻体力劳动，无骨性关节炎者 9 个月后可进行较重体力劳动或对抗性体育活动。

（7）术后半年～1 年：全面恢复运动，强化肌力及跑跳中关节的稳定性。逐渐恢复剧烈活动或专项训练，侧向跑或向后跑、垂直跳、跳绳、8 字形跑、急停急转训练。

◎ 注意事项

（1）活动度练习后应给予冰敷 20～30 分钟。如平时感到关节肿、痛、发热明显，可再冰敷，每日 2～3 次。练习时要按着康复方案的要求完成，不要超过规定的角度，也不要达不到规定的角度。

（2）不要急于脱拐：脱拐的标准是患腿能够独立稳定站立 1 分钟，达到这个标准就可慢慢脱拐开始恢复走路。

（3）康复是个漫长的过程，需要坚持不懈地练习，不能急于求成。

（4）重建的韧带尚不够坚固时，练习应循序渐进并戴护膝保护。

交叉韧带锻炼

35 康复锻炼能不能请健身教练指导

随着大家的自我保健意识不断提升，越来越多的朋友选择进入健身中心强身健体。一部分朋友为了塑造良好的体形，会选择专业的健身私教进行一对一的专业指导，以期获得更好的塑身效果。除此之外，还有一部分朋友会选择在健身房进行一些康复性的锻炼，因此，现在有不少的健身房除了开设增肌减脂的课程之外，还开设了改善慢性疼痛的康复锻炼课程。这些康复锻炼课程真的能为大家解决问题吗？

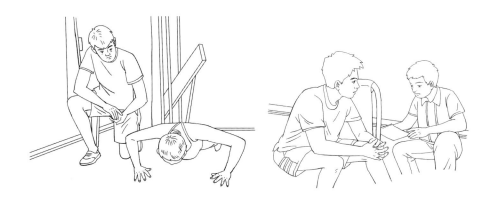

◎　健身教练 ≠ 康复医师

（1）所学专业不同：健身教练学习的专业大多数为体育学相关专业，如运动生理学、运动生物力学等，属于运动训练学或是运动人体科学等专业；而康复治疗学（运动康复学）学习的专业为临床专业知识，如肌肉骨骼康复学、神经康复学、运动损伤学、物理治疗学等，属于医学专业，两者专业性质不同。

（2）锻炼目的不同：健身的目的是通过各种锻炼方式提高身体的基本素质，塑造良好的身体形态。康复的目的是治疗，是通过各种治疗方式消除或减轻病伤残者的身心和社会功能障碍，弥补和重建患者缺失的功能，改善他们的生活状态，提高生活质量。简单来说，康复医师的职责在于使你恢复跑跳的能力，而健身教练的职责更多在于帮助你跑得更快、跳得更高。因此不能将康复医师和健身教练混为一谈。

◎　健身运动 ≠ 康复运动

对于部分膝关节疼痛的患者，康复医师可能会告诉患者通过锻炼股四头肌来改善膝关节疼痛。

那么，我们口中的股四头肌锻炼和健身教练口中的股四头肌锻炼是否一样呢？答案是当然不一样。

健身教练：可以通过深蹲推举、器械推举等动作锻炼股四头肌，主要目的是增加肌肉力量和体积。

康复医师：不负重条件下，主动充分活动膝关节，如平卧位或坐位主动屈伸膝关节，目的是增加股内侧肌的力量，缓解股四头肌萎缩，改善应力平衡。

同时，康复锻炼不光是哪弱练哪，既要明白造成损伤的原因，也要知道造成疼痛的来源，不仅要专注于表象，也要整体联系，在锻炼肌肉力量的同时调节运动模式，从源头上解决运动损伤。

康复锻炼要求在接触患者时进行康复评估，深层次地把握你的身体到底出了什么问题，再进行有针对性的短期康复与长期康复。这就是康复锻炼和健身的区别。

总而言之，健身与康复锻炼的本质不同，健身教练与康复医师的目的不同，二者所属专业也不相同，故而不能将二者混为一谈。

如果想塑造良好体形，增加肌肉力量，在专业健身教练的指导下进行训练，可增加训练的效率，同时减少训练中发生损伤的可能；如果为进行慢性疼痛、手术后的康复性锻炼，则应该在专业的康复医师的指导下进行康复锻炼。

这里也再次提醒一句：希望大家在正确的训练动作下，在不产生运动损伤的基础上去训练，量力而行，稳中求进，避免运动损伤。

36 滑膜炎？为啥不用消炎药

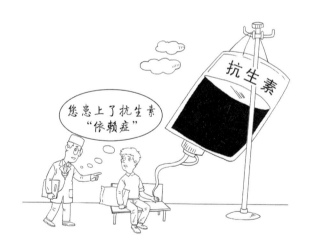

这里所讲的滑膜炎，特指创伤性滑膜炎，而不包括风湿、类风湿或其他原因引起的滑膜炎。

最近流行健走，而且还要在朋友圈里晒一下步数。自从有了这项运动，门诊因关节疼痛就诊人数明显增多。有人关节肿胀，有人关节外形无明显异常，X线片也没发现问题，最后经 MRI 检查发现关节腔积液，滑膜水肿。医生可能会诊断"滑膜炎"。患者疑云顿生："滑膜炎？是滑膜发炎了吗？是不是用点消炎药就好了？"医生却交代"注意休息、理疗"，并没有嘱咐抗炎治疗。很多人对此表示不理解。

创伤性滑膜炎，顾名思义是因为关节受到急性或慢性外力，造成滑膜损伤，引起滑膜充血、肿胀、关节腔积液。这种情况多由关节慢性、反复劳损、扭伤、剧烈体育活动或超强度训练，不正确的习惯动作等引起，多见于膝、踝、髋、肘等部位。如不及时治疗，关节滑膜逐渐增厚，纤维机化，最终引起粘连，影响关节正常活动。因此创伤性滑膜炎并不是指感染引起的炎症，所以应用消炎药是解决不了问题的。

◎ 如何治疗

轻度滑膜炎一般不必卧床休息，可短距离行走。若积液量多，应适当休息，抬高患肢，必要时需支具辅助。

关节腔积液较多时可行关节穿刺抽液，并向关节腔注射透明质酸钠，可以保护关节软骨，并能保护关节滑膜、清除致痛物质，有明显减轻疼痛的作用。

中药外敷配合针灸理疗：舒筋活血，消肿止痛，活血散瘀，减少渗出，促进关节液吸收，缓解关节僵硬、水肿、疼痛症状。

◎ 怎样预防

（1）避免关节过度活动及劳损，特别是双下肢剧烈运动者（如舞蹈演员、运动员、搬运工等）更要注意劳逸结合，防止组织损伤。直腿抬高可促进血液循环，有利于关节积液吸收。

（2）关节内骨折时，尽可能使骨折端达到解剖复位的要求。

（3）控制体重，减轻关节的压力和磨损程度，避免受凉，注意保暖。

（4）积极治疗膝关节其他问题，如关节周围韧带损伤、髌骨软化症、骨关节炎等。

37 有能去骨刺的药吗

很多人因为腰部疼痛或关节疼痛到医院就诊，经 X 线片检查时，常常可以看到在某些关节骨质边缘出现带尖的骨性突起，形态像刺，所以老百姓形象地称之为"骨刺"，医学名称为"骨赘"。因此对于"骨刺"，大家都很熟悉。作为患者，一听到说长骨刺了，总是很紧张，想尽一切办法要去掉骨刺。

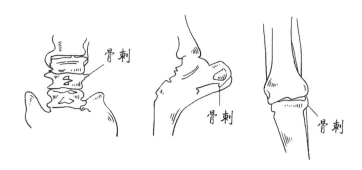

◎ 骨刺是病吗

骨刺是人体骨骼的一种自然退变的衰老现象。因为随着年龄增长，脊柱和关节周围的肌肉、韧带等组织会发生退行性改变，肌肉力量下降，关节韧带松弛，使脊柱或关节失去原有的稳定保护。人体为了恢复新的平衡状态，就会通过骨质增生（骨刺）的方式来代偿，使脊柱或关节相对稳定。

45~65岁的中老年人，X线片检查大约20%会有骨质增生的表现；65岁以上的老年人，X线片检查大约80%会出现骨质增生。骨刺是为了代偿异常应力而产生，具有一定的积极作用。骨刺大小与疼痛没有直接关系。临床上许多人骨质增生很严重但没有症状，即使疼痛消失了，但骨质增生依旧存在。也有患者疼痛很重，但并没有骨质增生或骨质增生很轻微。

因此，骨刺不是病，只是一种影像学表现，不是所有的骨刺都会引起症状。不要将疼痛等问题简单地归咎于骨刺，这样既耽误了病情，又有可能造成不必要的心理负担。

◎ 能用药消掉吗

答案是不能。因为骨刺也是骨头，如果能消掉骨刺，那岂不是其他骨头也能消掉。但是如果适当治疗，有些骨刺可以自行变小或吸收。这是局部稳定后没有异常应力刺激，不需要它来代偿不稳定，即用进废退。不是药物的功劳。

◎ 如何治疗

对症治疗，减轻或消除相应的临床症状，并不能去除骨刺。消除不稳定因素可以使骨刺不再生长或缩小。目前尚无特效药物能直接消除骨刺。治疗方法多种多样，包括理疗、内服外用中药、外贴膏药等。

38 髌骨软化症? 是骨头变软了吗

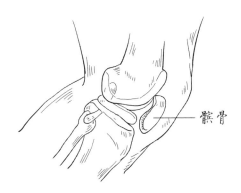

髌骨

门诊来了一位 40 多岁的中年女性，步入诊室时步态基本正常。一问病史，患者诉左膝关节上下楼梯时不舒服，久坐后站立时也有不适，下蹲时受限。仔细检查膝关节不红不肿，局部也无明显压痛。但在屈伸活动时可感觉到有轻度摩擦感，初步考虑髌骨软化症。患者一听，眼睛就睁大了："啥? 髌骨软化，骨头变软了? 是缺钙吗? 我天天补钙，每天锻炼，骨头还会软化? "我建议她进行 MRI 检查，患者很不情愿地做检查去了，结果显示果然是髌骨软化。患者还是满脸不解：啥是髌骨软化? 为啥就软化了呢?

◎ 什么是髌骨软化症

髌骨软化症，是髌骨软骨退变性疾病，因此正规叫法应为"髌骨软骨软化症"。其主要变化包括软骨肿胀、碎裂、脱落，继而股骨髁的对应部位也发生同样病变，最终出现髌股关节骨性关节炎。该病多发生于青壮年，特别是在运动员和体育爱好者中多见，女性发病率高于男性。

◎ 为什么会出现髌骨软化

膝部直接外伤可引起髌骨软骨骨折或因多次损伤，如运动伤，引起软骨退变性改变，软骨面变粗糙，严重者软骨脱落。

髌骨位置的异常如高位髌骨，低位髌骨，髌骨倾斜，髌骨脱位或半脱位可使髌骨软骨长期受到不正常压力，从而发生软骨软化变性。

X 形腿者、常跪坐者、扁平足者，经常穿高跟鞋的女性，也易患髌骨软化症。

虽然创伤是髌骨软化症的重要原因，但其根本原因是髌骨及其周围结构不良，外伤只是诱发因素，这也是治疗后易复发的重要原因。

◎ 髌骨软化症有什么表现

主要表现是膝关节髌骨后疼痛，一般在走平路时不明显，在下蹲、起立，上下楼，上下坡或走远路后加重。膝关节活动时有髌骨下摩擦声，位置不固定；半蹲位时膝关节酸痛无力，髌骨有压痛感；髌骨研磨试验和单腿下蹲试验多为阳性。有些人出现打软腿的现象，也有患者疼痛向膝后放射，这是因为股骨髁软骨也受到了损伤。

辅助检查方法：髌骨软化症的 X 线片虽不能直接发现软骨变化，但可以了解髌骨位置，髌 – 股排列以及股骨髁发育情况。运用膝关节 MRI 扫描可以对髌骨软化症进行早期诊断，膝关节镜可直接观察髌骨软骨损伤情况。

◎ 如何治疗

症状较轻者，首选非手术治疗，注意避免加重髌骨摩擦的活动，如上下山、上下楼、骑自行车、滑冰、滑雪等活动。研究表明，膝关节处于 35°~50° 半屈膝姿势时，会明显增加髌骨半脱位倾向，加重髌股关节的外侧磨损。控制体重在合理范围内可有效减少髌骨软化症的发生。如果症状较重，保守治疗无效时应及时手术，具体手术方式，专业医生会给出合理建议。

◎ 如何预防

（1）充分热身：运动前充分活动关节，可使髌股关节面各个部分都受到刺激，滑液营养成分能均匀渗透到软骨组织中去，增强关节的润滑作用。

（2）避免剧烈运动：避免持续性蹲位和剧烈的运动，如爬山、爬楼梯等膝关节屈曲位用力的锻炼。增强力量和耐力的活动要循序渐进，逐渐加量。

目前流行的"站桩"锻炼不适合髌骨软化症患者，因为在屈膝 35°~50° 范围内髌骨向外滑出力加大，髌骨软骨所受到压力和摩擦也最大，所以不少人锻炼后症状加重。

（3）控制体重：合适体重能降低作用于膝关节上的重力，肥胖则会增加膝关节的退行性疾病的风险。

（4）不负重条件下主动充分活动关节：如平卧或坐位主动伸、屈膝关节。股四头肌舒缩时能带动髌骨上下移动，有利于软骨的营养渗透及减轻髌股关节面的持续受压。

髌骨软化与是否补钙无关，也不是骨头变软，而是软骨磨损退变。适度功能锻炼可以预防和减少髌骨软化的发生。

39 火车会出轨，骨头也会吗

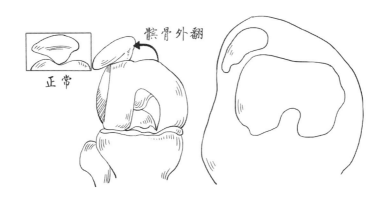

门诊经常遇到这样的患者：在剧烈运动时，自己感觉"膝关节脱位"，剧痛，感觉一块骨头"翻"出去了，自己用力一扳又"回"来了，随即关节出现明显肿胀，赶紧来医院就诊，仔细一检查，很明显曾经发生过"髌骨脱位"。有的是已经出现多次髌骨脱位，因反复脱位而就诊。

对于初次出现髌骨脱位的人来说，很难理解什么是髌骨脱位。"就是髌骨出轨，不在原来轨道上了。""啥？我听说过火车出轨，听说过人会出轨，骨头出轨还是第一次听说。为什么？是外面诱惑太多吗？""差不多是这个意思。就是因为内侧力量薄弱，外侧拉力强大，再加上阻挡力量弱，髌骨才向外出轨脱位。如果不好好处理，还可能会形成'习惯性脱位'"。很多患者还是似懂非懂。

◎ 髌骨在哪儿

把手放在膝关节前方，感觉到的圆形坚硬的结构就是髌骨。当年庞涓就是把孙膑的髌骨给挖掉了，使得这位大军事家只能坐轮椅指挥打仗。

◎ 什么是髌骨脱位

髌骨脱位，顾名思义，就是髌骨从髌股关节的正常位置脱离出去，通常情况下都是向外侧脱位。可以分为急性髌骨脱位和复发性（习惯性）髌骨脱位。反复扭伤导致的髌骨多次脱位，称为复发性髌骨脱位；每次屈曲膝关节时髌骨都会向外脱出的称为习惯性髌骨脱位。青少年人群中（尤其是青少年女性）发病率较高。

◎ 为什么会出现脱位

在膝关节屈曲过程中，髌骨和股骨远端形成髌股关节，股骨远端所构成特有沟槽结构以及髌骨两侧的韧带能防止髌骨向侧方（主要是外侧）脱位。一旦这种平衡被破坏，就会导致髌骨脱位。多发生在跑步（特别是弯道、转体时）、半蹲侧方移位（打篮球防守移步）或膝关节侧方撞击等情况。部分髌骨脱位的患者可以有自身的解剖异常，如全身性的关节囊松弛、高位髌骨、股骨外髁发育不良，膝关节外翻（X形腿）等。

脱位后，髌股关节内侧的软组织结构（包括髌股关节内侧支持带、股内侧肌、内侧髌股韧带）均被撕裂；在复位过程中，髌骨内侧面与股骨髁外侧面撞击，会引起软骨损伤。

◎ 如何处理

对初次发生髌骨脱位的患者，在急性期可以考虑保守治疗。髌骨急性脱位后，如果关节内没有明显的骨软骨碎块形成的游离体、没有明显的膝关节骨性发育异常、同时髌骨内侧软组织没有严重撕裂，可以选择保守治疗。

保守治疗方法：如果肿胀明显，可关节穿刺抽出关节内的积血，然后加压包扎；膝关节伸直位固定4周，每天进行股四头肌收缩和直腿抬高锻炼；4周后去除外固定，进行关节屈曲练习；当股四头肌力量恢复到正常（或健侧）的85%以上时，可适当参加体育活动，活动需循序渐进。

但保守治疗有一定的复发率（20%～50%），尤其是对于年轻女性患者和髌股关节发育不良的患者。所以近年来也有学者认为如果急性期采取手术治疗，即缝合撕裂的支持带，术后复发率更低，疗效更好。

复发性和习惯性脱位或急性脱位合并骨软骨骨折、有形成复发性脱位高危因素时应考虑手术治疗。

髌骨脱位的手术治疗方法很多，常见的有股四头肌内侧头内下移位术、胫骨结节髌腱附着点内下移位术等。这些传统术式纠正脱位，总体来讲比较彻底，但往往创伤大，恢复慢。

对于一些中、轻度的患者，如果解剖变异不大，采用关节镜下髌骨内侧支持带的紧缩缝合或重建，结合外侧支持带松解的手术也取得了很好效果，并且康复较快、皮肤切口更美观。内侧髌股韧带重建已经成为治疗复发性髌骨脱位系列手术方式中最核心的术式。

其实，不只火车和人会出轨，也不只髌骨会出轨，只要是关节部位的骨头都有出轨（脱位）的可能。谨记：急性脱位要正确处理，避免形成复发性或习惯性脱位；一旦出现复发性或习惯性脱位，应及早手术治疗。

40 突然膝部疼痛，要当心鹅足滑囊炎

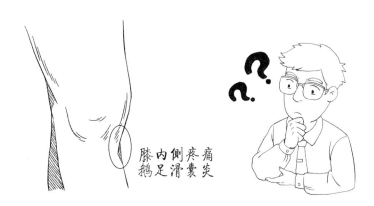

膝内侧疼痛
鹅足滑囊炎

半年前，门诊来了一位老大妈，坐下来以后就说："医生，我膝盖疼得厉害，路都要走不成了，到好几家医院都看过，也拍过片子，大夫说是关节软骨磨损，需要换关节，我就是不想换关节，所以过来想请你看看，能不能不换关节？"

仔细询问病史，老人家关节疼痛不到一个月，以前一直正常活动，没有什么不适。外院X线片确实也存在骨性关节炎，但并不严重，与患者临床症状不符。

于是我下意识地按了一下老人膝关节下方前内侧，老人反应强烈，有明显的回缩动作，这下诊断就明确了，这是"鹅足滑囊炎"。我向老人及家属交代暂时不需要换关节，鉴于疼痛时间较长，给老人局部进行了封闭治疗，患者疼痛一下子减轻至少90%。一家人欢天喜地回去了，一周后又进行了一次治疗。定期电话随访，目前已经半年，老人未再出现疼痛，也恢复了正常活动。

◎ 鹅足不是长在鹅身上吗？怎么人身上也有

鹅足，是由缝匠肌、股薄肌、半腱肌三块肌肉组成的联合腱膜。因其形状酷似鹅掌，掌即足也，因此而得名。它与膝关节内侧副韧带之间有一个浅层的滑囊，称为"鹅足滑囊"。

◎ 鹅足滑囊炎是如何产生的

鹅足滑囊炎通常出现在反复轻微损伤后，比如：跑步、骑自行车、徒步、爬山、球类等运动时，由于膝关节进行反复屈伸活动，导致缝匠肌、股薄肌、半腱肌肌腱轻微撕裂，充血、水肿，或因反复摩擦引起无菌性炎症，导致膝关节肿胀、疼痛、活动受限。

鹅足对于膝关节缓冲地面的冲击力有着非常重要的作用，如果体重过重，就会导致鹅足肌腱负担加重，容易受到损伤，从而引发鹅足滑囊炎。因此鹅足滑囊炎还常见于膝关节退行性骨关节炎、体重较大的中老年人。

◎ 常见临床表现有哪些

上下楼梯、屈伸膝等活动时膝关节内侧下方疼痛明显，活动后疼痛加重，休息后可缓解，严重者膝关节屈伸活动受限，病程一般不长；按压局部时疼痛明显。X线检查年轻人一般无明显骨质变化，老年人则可见程度不同的退变或膝关节内侧间隙变窄。鹅足滑囊炎在门诊非常常见，仔细查体很重要，诊断并不困难。

◎ 如何治疗

首先是适当休息，减少活动，配合药物治疗可外涂或口服非甾体抗炎药、中药等。根据情况选用超短波、磁疗、半导体激光治疗；病程长且顽固者可采用局部封闭注射或冲击波治疗；如果以上手段还是效果不佳，病情反复发作，可采取手术治疗。

◎ 怎么预防

平时要注意避免引起鹅足损伤的动作如：长时间深蹲，突然长跑或途步，避免长期负重，控制饮食保持合适体重；活动前要充分热身，增加下肢的柔韧性和灵活性；患有扁平足、跚外翻等足部问题的患者，可用鞋垫或矫形器，以减轻足弓的压力。

有很多种原因（如半月板损伤、鹅足滑囊炎或滑膜炎、骨性关节炎等）都可以引起膝关节内侧疼痛，我们只是分析了鹅足滑囊炎引起的膝关节内侧疼痛，并没有对所有原因都进行解释。因此最好及时就医明确诊断后再进行相关治疗，这样方可事半功倍，快速康复。

41 知道吗？这样运动是让您受伤的元凶

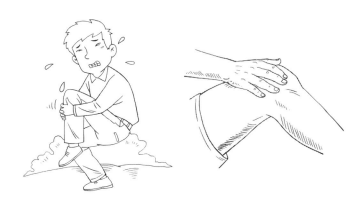

现在越来越多的老百姓选择进入健身房强身健体，一是有专业的器械，可以提升锻炼的效率；二是健身房内有专业的教练，可以提供专业指导，提升锻炼的效率，并可以减小运动损伤发生的可能。当然更多的人选择在家里或室外进行一些锻炼，有的健身小白会跟着网上的健身课程进行一些锻炼。也正是因为这些健身运动的火热进行和一些没有经验的新人加入，导致越来越多的运动损伤的出现。

◎ 不能正确评估自身的身体状态

在这个被各种信息充斥的时代，人们通过网络能够很轻易地获得各种自己想了解的知识。一部分人会选择一些运动 APP 上的健身课程进行锻炼，但是在家中没有专业的健身教练对身体状况进行评估，如：肌肉力量、耐力等，甚至有些人会对自身状况作出错误的评估，运动强度超过自身所能够承受的范围，进而导致运动损伤。

如果有一定锻炼经验，能熟练掌握锻炼的动作要领，有人就会想挑战更大强度的训练，此时更应该正确估计自身状态。错误地估计自身的状态，盲目地为完成目标而训练是导致运动损伤最大的原因之一。

◎ 运动前未进行充分热身

热身在运动中是极为重要的。在大量身体活动之前，以较轻的活动量，先行活动肢体，为随后更为强烈的身体活动做准备。目的在于提高随后激烈运动的效率以及激烈运动的安全性，简单来说，就是唤醒肌肉并告诉它"该干活了"。

热身的好处不言而喻，它可以提高肌肉温度和体温，保证运动安全性；增加肌肉血流量，氧气的扩散加快，肌肉供氧增加；物质代谢和能量释放过程加强，加速燃脂；提高神经系统的兴奋性，提升运动效果；调节心理状态，快速投入运动；可改善肌肉黏滞性及关节活动范围，减小运动损伤发生的可能性。

◎ 锻炼姿势不正确

姿势是运动和锻炼的基础，正确的动作和姿势是避免运动损伤的基础。

有些错误的动作，违反了生物力学及身体结构的特点，在此基础上增加训练强度，很容易导致运动损伤的发生。

例如，有的朋友会通过做平板支撑来锻炼核心力量，但做完之后总感觉腰背部疼痛，这就说明姿势和发力的部位不正确，长此以往会对腰部产生损伤。因此，在进行一些动作训练时，尤其是进行一些负重较大、难度较高的锻炼时，首先应掌握动作要点，随后再增加难度，循序渐进。

再比如说，有的朋友会通过深蹲锻炼大腿肌群，但锻炼之后，有的人会出现膝关节不适。这也是训练姿势不规范，导致膝关节负荷增加造成的结果。正确的深蹲姿势，为重心后移，下蹲过程中，膝关节不应超过脚尖，最大程度地减少膝关节负重。如动作标准，一般不会在锻炼后感觉膝关节不适。

我们还可以看到很多因为锻炼姿势不规范导致的运动损伤，比如大重量的硬拉时，腰部姿势不正确导致腰椎间盘突出症；在打网球、羽毛球、举重等锻炼时，不正确的姿势导致肩袖损伤，等等。

因此，正确的姿势是避免运动损伤的基础。

那么，在锻炼中我们应如何预防运动损伤呢，应做到以下几点：

（1）运动前检查场地和器械，穿着合适的服装；

（2）运动前充分热身准备；

（3）根据自己的情况选择锻炼内容，控制运动量与运动强度，根据自己情况，量力而行；

（4）掌握运动要领，加强运动保护；

（5）注意休息，调整良好的身心状态。

42　运动后为什么会肌肉酸痛？怎么办

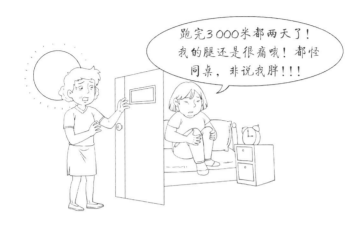

跑完3000米都两天了！我的腿还是很痛哦！都怪同桌，非说我胖！！！

门诊上经常会遇到腿部或胳膊酸痛来就诊的患者。仔细一问，这两天锻炼得有点多或是刚爬山回来不久。其实很多人在运动后都会出现肌肉酸痛，特别是平时缺乏锻炼的人，突然增加运动量，更容易出现肌肉酸痛，严重者走路都困难。症状一般在运动后第 2 天出现，2 ~ 3 天达到高峰，有时可持续 5 ~ 7 天或更长。

运动中或运动后立即能感受到并能很快缓解的肌肉酸痛为急性肌肉酸痛；运动后第 2 天出现并持续较长时间的肌肉酸痛为延迟性肌肉酸痛。

◎　为什么会出现这种情况

急性肌肉酸痛与乳酸堆积有关。延迟性肌肉酸痛不完全是因为乳酸堆积造成的。乳酸一般在停止运动后一两个小时就会从身体里完全清除干净；但是乳酸堆积后，局部渗透压增大会造成肌肉水肿，可引起较长时间肌肉酸痛。另一个重要原因是肌肉纤维、软组织损伤。运动强度超过肌纤维或软组织的承受能力，造成少量的撕裂，引起较长时间酸痛。

◎　怎么办

最简便有效的方法是静力牵拉。如单杠悬吊、弓箭步压腿（左右交替）、或弯腰体前屈等。对酸痛局部进行静态牵张练习，保持伸展状态 1 ~ 2 分钟，然后休息 1 分钟，重复 2 ~ 3 次为一组。牵张时间长短，重复次数和组数多少，可根据自身情况而定。还可以采用适当休息、热敷、按摩等方法。

◎ 如何预防

运动要遵循循序渐进原则：以渐进的方式进行肌肉活动，逐渐增加负荷，使肌肉能够缓慢适应。

根据不同体质、不同健康状况科学安排肌肉锻炼负荷，量力而行。锻炼时，尽量避免长时间集中练习身体某一部位，各个部位可以交替锻炼。准备活动要充分，使肌肉放松。

43 运动时肌肉拉伤怎么办

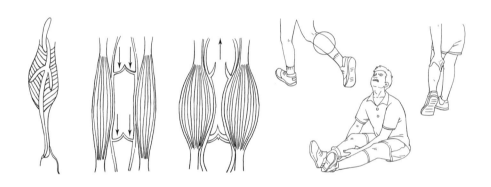

随着户外运动的增加，在门诊或急诊经常遇到肌肉拉伤患者就诊。有的患者甚至经常反复拉伤，很是郁闷。

◎ 什么是肌肉拉伤

肌肉主动强烈的收缩或被动过度的拉长所造成的肌肉微细损伤、肌肉部分撕裂或完全断裂，均称为肌肉拉伤，这是最常见的运动损伤之一。跑步、跳远、力量训练、引体向上、仰卧起坐、弯腰抓提杠铃、劈叉等动作较容易发生拉伤。在体育运动中，大腿内收肌、腰背肌、腹直肌、小腿三头肌、上臂肌等都是肌肉拉伤的易发部位。

◎ 为什么会出现肌肉拉伤

在体育运动中，由于准备活动不足，某部肌肉的生理机能尚未达到适应运动所需的状态；过度活动，使肌肉的机能下降，力量减弱，协调性降低；错误的技术动作或运动时注意力不集中，动作过猛或粗暴；场地或器械的质量不良等都可以引起肌肉拉伤。

◎ 肌肉拉伤有什么表现

拉伤的程度可分为三度：一度为轻微撕裂，二度为部分断裂，三度为完全断裂。在活动过程中，出现剧痛，有些伤员伤时有撕裂样感，用手可摸到肌肉紧张形成的条索状硬块，触疼明显，局部肿胀或皮下出血，活动明显受到限制。如果摸到局部有凹陷或见一端异常隆起者，可能出现了肌肉断裂。

◎ 怎么处理

发生肌肉拉伤的时候，应立即停止引起拉伤的活动。用冷水冲局部或用冰块冷敷。绷带适当用力包扎损伤部位，可减轻肿胀，24～48小时后拆除包扎。注意：包扎不能太紧，否则会阻碍血液循环！最好由专业人士来处理。抬高受伤部位：抬高受伤部位有助于消除肿胀，并使其充分放松。疼痛严重者可服用止痛药，虽不能消肿，但至少能让人舒适一点。

肌肉拉伤严重者：如果疼痛剧烈或较长时间无明显好转，应及时就医。必要时进行B超或MRI检查，以进一步明确损伤的严重程度。

◎ 如何预防肌肉拉伤

充分热身，很多人对热身运动不太重视。一般来说热身运动应为10～15分钟，目的在于关键肌肉组织内产生良好的血流灌注，为训练或者比赛做准备。正确的做法是进行高强度奔跑前应该慢跑热身，保持肌肉松弛和灵活性，可有效减少肌肉拉伤。运动量要循序渐进，突然增加的运动量非常容易造成运动损伤。如果已经发生过肌肉拉伤，则应在日后的活动中加强局部保护：比如佩戴护具，加强局部组织的保暖和保护。

44 扭伤后，擦红花油为啥越抹越肿

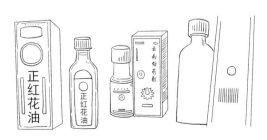

红花油、藿香正气水、云南白药、膏药等这些都是中国家庭居家、旅行必备之良药，几乎家家皆有。近年来随着广大人民群众健康意识增强，户外健身活动越来越多，诸如扭伤等一些跌打损伤的发生也在增加。

门诊上经常碰到：患者刚进诊室，一股松节油的味道扑面而来，再看，表情痛苦。不用问，肯定是有外伤，而且抹了红花油。仔细一问：昨天扭伤后，听"别人"介绍抹红花油管用，刚好家里有红花油，赶紧抹上了，没想到越抹越肿，不明白这到底是怎么回事。难道抹的是假红花油？

红花油是传统的中医外用药，为红棕色澄清液体，属驱风外用药，具有活血化瘀作用，用于风湿骨痛、跌打扭伤诸症。

◎ 为什么扭伤后越抹越肿

这不是红花油的错，而是使用时机不对造成的。在损伤的急性期（24小时内），软组织破裂的小血管尚未闭合，仍有出血倾向，此时应进行冷敷，使血管收缩，减少出血与渗出，以减轻水肿。此时如果使用红花油等活血化瘀的药物外用涂抹揉搓，会加重局部的出血与渗出，当然也就会越抹越肿啦。

◎ 如何使用才正确

如果想使用红花油，最好等急性期过后（24小时后，最好在48小时以后）且在排除骨折的前提下再使用红花油等活血化瘀药物，每天涂抹患处4~6次。由于红花油皮肤渗透力极强，不必用很大的劲进行揉搓。当然最好还要配合抬高患肢、制动等措施。如果扭伤较重，最好及时就医，根据主治医生的医嘱进行治疗。

温馨提示：皮肤破损或伤口部位禁用；皮肤过敏者禁用；有出血倾向者、经期及哺乳妇女慎用，孕妇禁用；儿童必须在成人监护下使用；年老体弱者应在医生指导下使用。

45 踝关节损伤很长时间为啥还疼呢

在门诊及病房经常会遇到踝关节扭伤或骨折的患者，伤后几个月甚至几年还有关节不适或疼痛情况。患者最常问的一句话："骨折都长好了，为什么关节还疼？"或者是"我就扭了一下，也没有骨折，为什么这么长时间还疼呢？"

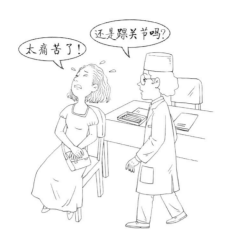

踝关节骨折或扭伤是日常生活中最为常见的损伤之一。在骨折损伤时，绝大多数患者还可能伴随着关节内病变，如关节内翻或外翻导致的关节内软骨损伤等。

临床上，绝大多数骨折能实现很好的愈合，但是软骨或韧带的损伤如果早期治疗不当则会出现修复困难。踝关节扭伤或骨折往往伴有软骨或韧带损伤，后期即使骨折愈合仍可能会出现关节滑膜增生、关节纤维粘连、关节软骨损伤或踝关节周围韧带的损伤未完全修复等问题。

无论是手术治疗或保守治疗，均难以同时处理关节内伴随的损伤，各种残留的病变最终导致关节内顽固性疼痛，再加上现代生活节奏快，活动量大，因此疼痛症状更加明显，影响患者生活质量。所以，为了减少较为严重踝关节扭伤可能出现的后遗症，很多医生在患者受伤后就诊时会建议给予踝关节石膏或支具固定。

关节扭伤或骨折愈合后，如果仍存在较长时间的疼痛，通过一些理疗或休息仍不能缓解时，一般情况下医生会建议患者进行踝关节 MRI 检查，因为软骨、韧带等组织损伤是不能通过 X 线片来显示的，而 MRI 则可清晰显示。

踝关节骨软骨损伤是临床上最棘手的问题之一。据统计，在急性踝关节扭伤和踝关节骨折中，高达 50% 的患者可能伴随踝关节骨软骨损伤。对于较为严重的踝关节骨软骨损伤，有时甚至需要手术治疗，特别是踝关节镜下进行处理，有时可取得较好的效果。

踝关节是人体承重最大的关节，对于踝关节损伤早期处理一定要及时得当，严格遵医嘱治疗。如果较长时间疼痛，应及时进一步检查，避免久拖不治。

46 没有明显外伤也会得创伤性关节炎吗

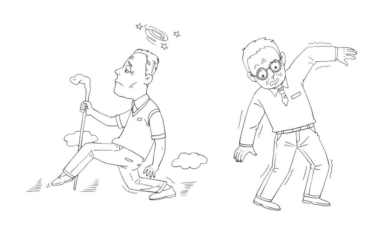

门诊来了一位因踝关节疼痛就诊的患者，跛行步入诊室，踝关节肿胀也不明显。自诉三年前踝关节扭伤，当时肿痛比较严重，但拍片检查未发现骨折。医生建议石膏固定，患者怕影响工作，而且认为石膏固定以后生活不方便，于是拒绝石膏固定。扭伤大概一个月后行走基本正常，三年来踝关节没有什么不舒服，只是近三个月来长时间行走后出现踝关节疼痛，而且疼痛时间越来越长，因为担心有别的问题而来就诊。根据患者主诉和查体，初步判断为创伤性关节炎。嘱患者进行踝关节 X 线检查，结果显示踝关节间隙变窄，轻度骨质增生。向患者交代病情后，患者说："创伤性关节炎倒是经常听别人说起，没想到会发生在自己身上，医生你是怎么看出来是创伤性关节炎的？怎么治疗？能治好吗？"看来大家对创伤性关节炎不陌生，但并不了解详情，因此有必要给大家科普一下相关知识。

◎ 什么是创伤性关节炎

顾名思义，创伤性关节炎是由各种损伤引起关节软骨破坏并退变，继发关节间隙变窄，骨质增生，以关节疼痛、活动功能障碍为主要临床表现的疾病，又称外伤性关节炎、损伤性骨关节炎。任何年龄组均可发病，但以青壮年多见。

◎ 没有明显外伤也会得创伤性关节炎吗

大多数创伤性关节炎有外伤史，也有相当一部分人没有明确外伤史，但多有关节内或关节外畸形，或者有关节积累性损伤史。暴力造成关节内骨折、关节软骨损坏，使关节面不平，活动过程中增加关节磨损和破坏。关节内有先天或后天畸形，关节外骨干成角畸形愈合，使关节负重力线不正常，长期承受压力处的关节面会遭受过度磨损与破坏。一些特殊职业（如运动员）使某些关节活动频繁或经常采取某种特定姿势，或重度肥胖，或截肢后单侧肢体承重等，均可造成积累性损伤，导致相应关节关节面的过度磨损和破坏。

◎ 有什么表现

创伤性关节炎早期多表现为关节疼痛和僵硬，刚开始活动时较明显，活动后减轻，活动多时又加重，休息后症状缓解，疼痛与活动有明显关系。晚期则可出现关节反复肿胀，疼痛逐渐加重而且持续时间变长，可出现活动受限，关节积液、畸形和关节内游离体，关节活动时出现摩擦音，对工作和生活造成明显影响。

◎ 哪些检查可以发现

X线检查最为常用，表现为关节间隙变窄、硬化、关节边缘部骨刺形成、关节内可能有游离体、关节畸形等。CT检查可更加细致明确关节及软组织病变的大小、范围和密度变化。

◎ 如何治疗

早期多采用非手术治疗：口服非甾体抗炎药，中成药或汤剂，外敷膏药，针灸、理疗等可缓解症状。中晚期有时需要手术治疗，常用的有：关节清理术，截骨矫形术，关节成形术，关节融合术，关节置换术等。当然，医生会根据不同的病情选择合适的治疗方法。

创伤性关节炎重在预防，关节损伤后应按骨科医生要求正规处理，尽早纠正关节内或关节外畸形，平时要注意关节保护，避免过度劳损。一旦出现创伤性关节炎应尽早干预，避免破坏加重，至少应延缓病情进展。

47 肩袖损伤？啥是肩袖？在哪儿

周二上午专家门诊，一位50岁左右的中年女性，因为右肩关节疼痛1个月余前来就诊。经过查体后初步考虑肩袖损伤。患者说："我在好几家医院都看过了，有的医生说是肩周炎，有的医生说是肩袖损伤，把我都弄糊涂了，到底什么是肩袖？肩袖在哪儿？"因为当时门诊候诊人数比较多，我跟患者说："您

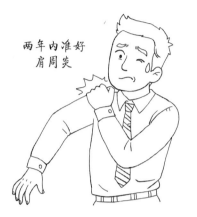

两年内准好
肩周炎

疼很多年
肩袖损伤

先去做个 MRI 检查，明确诊断后我仔细给您讲一讲。"患者检查结果出来后，我们约好在科里办公室见面，MRI 上明确显示肩袖损伤。我借助标本给患者仔细讲解了一番。

◎ 什么是肩袖？在哪

肩袖是肩关节旋转袖的简称，肩胛下肌、冈上肌、冈下肌、小圆肌像袖套一样覆盖在肩关节前、上、后方，包绕着肱骨头，由此得名"肩袖"。肩袖损伤将严重影响上肢各个方向的活动功能，特别是外展功能，因为一般肩袖损伤90% 以上是冈上肌腱。

◎ 肩袖损伤常见原因

年轻人肩袖损伤多由外伤所致，跌倒时手外展着地或肩关节突然外展上举或扭伤引起。中老年患者其肩袖组织因长期遭受肩峰下撞击、磨损而发生退变。本病常发生在需要肩关节极度外展的反复运动中（如棒球、仰泳和蝶泳、举重、挥球拍运动）。

◎ 如何区分肩周炎与肩袖损伤

如果有明确外伤史，根据病史即可区分。如果没有外伤史则有时两者容易混淆。

肩袖损伤最主要的临床表现为肩部疼痛、肩关节无力、肩关节主动活动受限。最典型疼痛为颈肩部的夜间疼痛和上举受限（患肢高举超过自己头顶的动作），有时伴有向颈部和上肢的放射性疼痛，患侧卧位疼痛加重，严重影响睡眠。肩关节无力可以包括外展无力、上举无力或后伸无力。肩袖部分撕裂时，患者仍能外展上臂，但有 60°～120° 疼痛弧。由于疼痛和无力，肩关节主动活动受限，但被动活动范围通常无明显受限。当然如果肩袖损伤时间较长，肩关节长期不能主动活动后也会出现被动活动受限。

肩周炎即肩关节周围炎，又称粘连性肩关节炎、五十肩等，是由于肩关节周围软组织病变而引起肩关节疼痛和活动功能障碍。好发于 40 岁以上患者，女多于男（3：1）。其特征是肩部疼痛和肩关节活动障碍逐渐加剧，主动和被动活动均受限。

◎ 如何诊断

肩袖损伤主要依靠病史、正规的体检、MRI 检查诊断。关节镜检查为最可靠的确诊方法，既可诊断又可治疗。

◎ 哪些肩袖损伤需要手术治疗

MRI 检查显示肩袖损伤，但是肩关节抬举功能基本正常，也没有疼痛，一般暂时不需手术。有研究发现，50 岁以上的人群中，接近一半的人都有不同程度的肩袖损伤，但是这些人并未感觉到肩部不适或者活动功能障碍。

有疼痛但仅有轻度功能受限的肩袖损伤患者可考虑先保守一段时间，并定期复查 MRI，如果肩袖撕裂不断加大，应手术治疗。

既有疼痛又伴有功能受限的肩袖损伤患者建议手术，这类患者大多手术后能获得较为满意的效果。对于虽然疼痛不明显，但肩关节活动明显受限，影响正常生活者也需要手术治疗。只有有效的重建肩袖，肩关节功能才能得到恢复。目前通常采用微创的关节镜手术，效果较好。

48 为啥腕部骨折愈合后却出现了肩痛

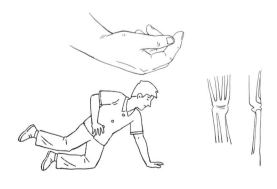

桡骨远端骨折，特别是科雷氏骨折（Colles Fracture）是骨科门诊最常见的骨折之一。老年人很容易发生这类骨折，尤其在北方下雪以后更是多见。

骨折手法复位石膏外固定 4~6 周，愈合良好。去除石膏，嘱患者功能锻炼时发现：骨头虽然长好了，腕关节还是疼，手部包括手指肿胀明显，不能屈伸活动，而且肩膀也疼，活动受限，严重者入睡困难。腕关节活动受限疼痛，患者很容易理解，毕竟刚取掉石膏。为啥肩膀也疼呢？百思不得其解。

这种情况在临床上称为"肩手综合征"。

肩手综合征又称反射性交感神经营养不良综合征，是指以肩部疼痛及肩关节活动障碍，伴有同侧手痛与肿胀为特征，有时出现手指挛缩的一组综合征。男女均可患病，女性稍多于男性，90% 患者的发病年龄在 50 岁以上。多见于脑卒中、心肌梗死、颈椎病、上肢外伤、截瘫等疾病后。今天所说的肩手综合征主要是由于上肢外伤（如：桡骨远端骨折）引起。

◎ 为什么会出现这种情况

目前认为无论何种病因，均是影响自律交感神经，造成血管神经反射异常所致。

◎ 为什么受伤当时肩膀不疼

腕关节骨折的同时肩关节也会有微小损伤，只是当时的注意力全放在腕部，忽视了肩部症状。石膏固定后患肢悬吊胸前，此时肩关节活动减少，超过三周即会造成关节粘连，表现为关节疼痛和受限。老年人本身就多伴有关节退行性改变或轻度的肩周炎，平时表现不明显，上述几种因素叠加在一起就出现了严重临床症状。

腕关节异常屈曲：桡骨远端骨折复位后一般固定于腕屈曲尺偏位；屈曲影响手部静脉回流。腕关节屈曲阻碍静脉回流目前认为是肩手综合征最常见的因素。

当然肩手综合征的发生不是单独一种因素造成的，往往是多因素引起，也不是所有人都会发生，只是少部分会出现。

◎ 怎么办

（1）口服药物：以止痛药物为主，比如双氯芬酸钠、塞来昔布、依托考昔等。

（2）物理治疗：冷热水浴、烤电、蜡疗、按摩、经皮神经电刺激、冲击波、针灸等。

（3）关节功能锻炼：包括主动和被动功能锻炼。运动范围既要充分，又要避免牵拉损伤。对于疼痛明显或已有肌肉萎缩的患者，可由医生指导进行功能锻炼。

（4）手术治疗：星状神经节阻滞术或高位胸交感神经切断术，必须由专业的医师进行。

（5）中医药治疗：包括中药、针灸等方法。

第三部分

骨与血管问题

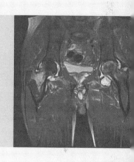

49 "人生最后一次骨折"，难道以后就不骨折了

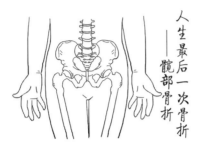

人生最后一次骨折——髋部骨折

髋部骨折对生命的影响：
17%于6个月内死亡
25%缩短预期寿命
50%在日常生活中受到影响
医疗费用巨大

随着老龄社会的到来，老年骨折愈来愈多。每天都有高龄老人骨折入院。脊柱、腕关节、髋部、肩部骨折最多见。对于髋部骨折患者，我们在向患者家属交代病情的时候通常会说，这种骨折被称为"人生最后一次骨折"。有一次，家属听我这么讲，就问："最后一次骨折？意思是以后就不骨折了？"我当时一愣，随即感叹中华文字博大精深，原来还可以这样理解这句话！家属的美好心愿是完全可以理解的。正确理解是：一旦发生这种骨折，老年人就有生命危险！很多老人因为这次骨折引起并发症，最后死亡，再没有机会骨折了。

◎ 人生最后一次骨折，主要是指哪些骨折

主要是指髋部骨折，一般包括股骨颈骨折、股骨粗隆间骨折、股骨粗隆下骨折等。男性一生中发生髋部骨折的风险高达 11.2%，女性更高达 23%。据统计，老年髋部骨折后一年的病死率高达 50%，也就是说一半的患者骨折后会因为各种各样的原因死亡。

◎ 为什么髋部骨折死亡率这么高

髋部骨折是对老年人影响最大的一类骨质疏松骨折。骨折后翻身和坐起十分困难，很容易引起呼吸系统感染、泌尿系统感染、深静脉血栓和压疮等并发症，无论发生哪种并发症都会危及患者的生命。这也是在过去被称为"人生最后一次骨折"的原因：一旦发生，性命堪忧。

◎ 手术还是保守？哪个更好

中国人的观念是能不手术就不手术，对于手术治疗有天然的抗拒心理。保守治疗由于卧床时间长更容易出现并发症。手术治疗虽然有一定风险，但术后

可以早期活动，可最大限度地避免长期卧床所致并发症，降低死亡率。老年髋部骨折与其他部位骨折治疗原则不同，在治疗的选择上，如果患者身体条件允许，首选手术治疗，而且要尽快手术。近年来随着手术的普及，髋部骨折死亡率明显下降，老人的生存质量得到了明显提高。

◎ 手术风险不更大吗

髋部骨折的老人，一般都有高血压、糖尿病、心脏病或肺部疾病等基础性疾病，身体条件一般或较差。很多患者家属也知道手术可能更好，但他们总是担心手术风险。这种心情完全可以理解。老年人手术风险确实比年轻人要大得多，包括医生也常有顾虑。但是如果不做手术，预后将更差。一般来说如果不能耐受医院内严密监护下的手术，那就更不能安全度过在家中长期卧床引起的并发症。目前对于股骨颈骨折一般采取人工关节置换术，对于粗隆间骨折多采用髓内钉内固定，两种手术都很成熟，手术时间一般在一个小时之内，出血量也不大，绝大多数老人都可以耐受。一个成功的手术需要骨科、麻醉科、重症监护室、内科等多科医生，特别是患者以及家属的通力合作。

手术与保守治疗决定权在患者及家属，只有家属下决心手术，医生才能负重前行，医患共同努力，最终使患者渡过难关。

50 骨折急救别蛮干，骨科专家来指点

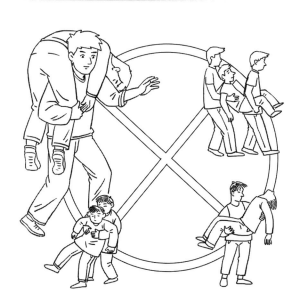

日常生活当中，有时候看到旁人受伤，很想帮忙却无计可施，心有余而力不足；有的在胡乱指挥或帮忙，反而越帮越忙。前段时间一位矿工在进行地下作业时不幸砸伤腰部，工友们吓得不轻，七手八脚地抬开重物，两个人抬着，就把他送到了地面，用急救车送到医院，查体时发现双下肢不能动。患者自诉受伤时脚趾还能动，抬出来后就不能动了。这就是急救时出了问题，好在就诊及时，急诊手术后，患者恢复良好，但想起来还是让人后怕。这位工人是幸运的，手术后恢复了正常，但不是所有的人都这么幸运，很多人因为急救不当留下了后遗症，也留下了终身遗憾。所以了解一些骨折的急救知识还是很有必要的。今天我来给大家讲讲如何施救骨折伤员。

◎ 使伤员脱离环境

如果伤员短期内肢体被重物压住，应设法去除重物；手被机器打伤者，应立刻关闭机器；手被夹者甚至要拆开机器，解除压迫。

◎ 包扎伤口

有伤口的伤员一般要及时包扎。一般小的渗血伤口可行压迫包扎，这样可以减少出血，甚至可以完全止血，此法效果显著。大的出血伤口可用压迫动脉方法；四肢出血在其他方法不奏效时可使用止血带止血，将皮带、丝巾等线绳样物品环扎住出血部位近端，但要注意的是，需要将环扎处与皮肤接触部位加垫纱布或衣料，单次环扎时间不得超过 1 小时，超过 1 小时必须放松 10～15分钟后方可再次环扎。

◎ 临时固定

在移动疑似骨折患者前，最好先行简单固定，这样可以避免在移动过程中损伤血管、神经，也可减轻疼痛、减少出血。如何判断是否骨折了呢？凡是存在疼痛、畸形、反常活动的部位均要考虑有骨折的可能。另外，脊柱压痛和后突畸形是判断脊柱骨折的重要检查方法。如果不能确定是否存在骨折，最好按骨折对待。

四肢骨关节部位的骨折可采用木棒、木板、夹板等捆绑固定；若是下肢，甚至可将患侧的腿捆绑于健侧固定；上肢可将患肢捆绑于胸壁固定；脊柱骨折需平卧于担架，头颈部两侧或身体两侧需用衣物阻挡固定；骨盆骨折在平卧位同时需要对骨盆部位进行环形包扎。可以就地取材，用床单、衣服均可。

◎ 搬运

在上述处理完毕之后，要尽快将患者搬运至救护车等交通工具。当没有工具，需要徒手搬运脊柱骨折患者时，一般至少三人站在伤者同侧，第一人将头颈肩背部拖起，第二人将腰背臀部拖起，第三人将下肢并拢一并拖起，三人同时进行，要点是始终保持头颈躯干为一条直线；紧急情况单人搬运时，可用背对背方法。搬运四肢骨折患者时尽量保证患肢的稳定，所有搬运过程尽量由一人指挥，并尽可能减少搬运次数。

施救他人，不仅需要一腔热情，更需要基本常识，切勿盲目。

51　老人骨折后定期翻身，这不是增加痛苦吗

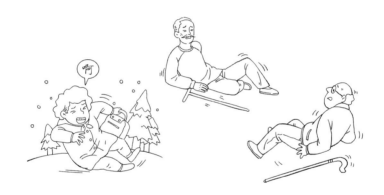

前几天科里住进一位粗隆间骨折老人，体质较差，瘦骨嶙峋。科室高度重视，给予一级护理、气垫床、定时翻身，唯恐出现压疮等并发症。每次翻身，老人痛苦不堪，家人很是不满也很不理解：为什么要这么频繁地翻身？你看老人多痛苦！怎么一点同情心也没有？

随着我国进入老龄化社会，高龄患者越来越多。很多老年人因外伤骨折住院，如果是上肢骨折或膝关节以下骨折，固定起来比较方便，在给予石膏或夹板固定后，一般都能自主活动。但对于脊柱骨折或大腿、骨盆、髋关节周围骨折，没有办法有效固定。因为疼痛，患者一般不会主动翻身。此时护士会不厌其烦地定时帮助其翻身。很多情况下，在翻身时会伴有老人撕心裂肺的叫声，确实让人于心不忍。部分家属在一旁心中很是不满，骨折本身已经很痛苦了，住院后反复翻身加重疼痛，这是不增加老人痛苦吗？还有的家属直接拒绝给老人翻身。当然绝大多数家属还是对医务人员的工作给予了充分的理解与配合。

　　既然这么痛苦，为什么还坚持给老人翻身呢？真的是不近人情，没有同情心吗？

　　当然不是，其实这正是对患者负责的体现。

　　众所周知，老年人最怕的就是长期卧床。因为长时间压迫会引起压疮，静止不动会出现坠积性肺炎、泌尿系感染、下肢深静脉血栓形成等多种并发症。

　　对于高龄患者来说，出现任何一个并发症，都可能是致命的。很多人还没来得及手术就出现并发症，只能取消手术，有的人再也没有站起来，让人觉得可惜。老人受伤后只有短暂的手术时机留给医生和患者，错过手术时机，很难再有机会手术治疗。为了防止或减少住院期间出现这些并发症，护士会不厌其烦地给患者翻身。

　　翻身可是体力活，很多骨科护士都有椎间盘突出，有的人带腰围坚持工作，她/他们也相当不容易。希望广大患者及家属给予充分理解。

　　很多人会问：我们也知道护士们是为我们好，可是老人实在太痛苦了，没有能减少痛苦的办法吗？目前对于高危老人会应用气垫床、柔软的翻身垫、手环脚环等办法，尽量减少翻身次数，但很难做到不进行翻身活动。因为这些措施主要用于防止压疮。

　　通常情况下为了减少疼痛，可以事先给予镇痛治疗。因为一天要翻身很多次，每次都给镇痛不太现实，而且中国人天生对止痛药物存在抗拒心理，总觉得止痛药用多了不好。

　　近年来无痛病房逐渐开展，镇痛药物更有效，方法也更加多样化。相信在不久的将来，骨折后翻身不再是一件痛苦的事。

52 骨折复位后，断端还有点错位，行吗

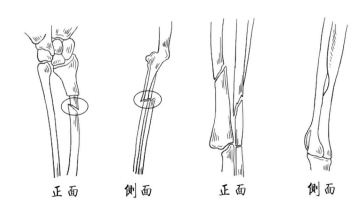

正面　　　　侧面　　　　正面　　　　侧面

　　一些不需要手术的骨折，一般会在门诊经手法复位并石膏或夹板固定。复查 X 线片有时会显示骨折还有点错位。有些需要手术的骨折，手术后复查 X 线片也会显示骨折仍有错位。患者或家属很紧张，最常问的一句话："医生，骨头还错着位呢！这样行不行？要不要做手术？是不是手术没做好？"尤其是一些孩子家长更是担心。医生一般会很平静地回答："没关系，这是功能复位，对以后功能没影响。"患者或家属经常一脸茫然：什么是功能复位？听不懂！又不好意思细问。为此经常跑好几家医院，反复咨询才肯罢休唯恐落下后遗症。

◎　什么是功能复位

　　临床上把复位结果分为解剖复位和功能复位，这都是医学术语。

　　解剖复位是指复位后，完全恢复正常解剖形态，也就是断端对得"严丝合缝"，这是最理想的复位结果。但往往是理想很丰满，现实很骨感。有时候医生虽尽最了大努力，骨折仍未能"严丝合缝"。愈合后对肢体功能无明显影响的，称功能复位。

◎　为什么不强求解剖复位

　　若强求解剖复位，常需多次手法复位或术中广泛剥离才能达到，这会进一步破坏局部环境，创伤大、并发症多，功能恢复却并不一定满意。治疗骨折的目的是争取功能最大限度地恢复，而不是最大限度地复位（解剖复位）。当然对于闭合复位不能达到功能复位的骨折应及时手术治疗。

◎　为什么做手术了也不能解剖复位

　　过去的很多年里，为达到解剖复位，手术时采取大切口，广泛显露，骨块血运破坏大，出现了很多骨折愈合慢或不愈合的情况，不得不再次或多次手术，患者非常痛苦。随着观念的改变，微创理念深入人心，手术已经不再是大刀阔斧的时代了，切口一般较小，骨折断端一般不显露，这样可以尽量不加重骨折部位的损伤，有利于骨折愈合。患者功能恢复快，痛苦少。因此，正确的做法是在充分保护断端血供的前提下，争取解剖复位。但不能以破坏断端血供为代价来强求解剖复位，这样得不偿失，此时满足功能复位条件即可接受。

◎　功能复位标准是什么

　　（1）骨折部位的旋转移位、分离移位必须完全矫正。

　　（2）缩短移位在成人下肢骨折不超过 1 厘米；儿童若无骨骺损伤，下肢缩短在 2 厘米以内，在生长发育过程中可自行矫正。

（3）成角移位：下肢轻微地（成人不超过 10°，儿童不超过 15°）向前或向后成角，与关节活动方向一致，日后可在骨痂改造期内自行矫正。向侧方成角移位，与关节活动方向垂直，日后不能矫正，必须完全纠正，否则关节内、外侧负重不平衡，易引起创伤性关节炎。上肢肱骨干稍有畸形，对功能影响不大；前臂双骨折则要求对位、对线均好，否则影响前臂旋转功能。关节内骨折需解剖复位。

（4）长骨干横形骨折，骨折端对位至少达 1/3，干骺端骨折至少应对位 3/4 左右。

严丝合缝，追求不强求。也就是说，不管是手法复位，还是手术复位，尽量追求严丝合缝（解剖复位），但不强求。俗话说"强扭的瓜不甜"，强求解剖复位，说不定还不如功能复位效果好，但并不是说只要达到功能复位就行了。正确的解读是：尽了最大努力后仍不能达到解剖复位时，才接受功能复位，就是"不得已而求其次"的意思，即"两害相权取其轻"。理想现实情况下，医生为患者负责，尽量争取解剖复位；患者充分相信医生，只能达到功能复位时，积极配合治疗，不必有太大的心理负担。毕竟治疗的最终目的是骨折愈合和功能恢复。

53 啥？骨头那么结实还能累断

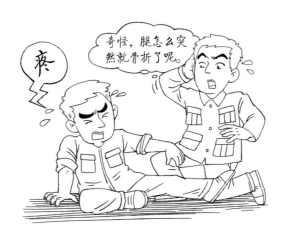

大清早，一位小伙子一瘸一拐地来到门诊，一进门就抱怨："医生，我最近在减肥，坚持锻炼 3 个月了，这几天感到小腿疼痛，休息一周也没有好转，不

会是肌肉拉伤了吧？"我看了一下说："你这种情况可不像肌肉拉伤，可能是把骨头给累断了。"小伙子一听，简直不敢相信自己的耳朵："啥？骨头那么结实还能累断？你可别忽悠我啊！""谁有工夫去忽悠你呀，后面还有那么多人等着看病呢！那就去拍张 X 线片吧，到时候就清楚了。"拍片结果显示右胫骨中上段骨皮质不连续，可见骨痂生成——典型的疲劳骨折！

◎ 什么是疲劳骨折

正常情况下健康的骨组织需要强大的暴力才能发生骨折，因此多有明确的外伤史。当身体某个部位骨骼受到较长时间的反复、集中的轻微外力后，发生极其轻微的不完全骨折，机体随即进行修复，在修复过程中若继续受到外力的作用，则又发生轻微骨折，出现了骨折—修复—再骨折—再修复这样一种反复过程。当修复速度落后于骨折进度时，最终导致完全骨折即为疲劳骨折，大多数患者没有明确的外伤史。体坛名将赵蕊蕊、姚明等很多人都发生过疲劳性骨折，而且很多运动员因此退出比赛。很多新入伍战士也经常发生此类骨折。

◎ 疲劳骨折的特点

（1）多有长期接受应力或较大强度运动的病史。

（2）多见于新兵、运动员、舞蹈演员及慢跑者，女性更易发生疲劳骨折，同样训练强度，女性发生疲劳骨折的概率是男性的 10 倍。

（3）临床表现为局部持续疼痛，休息后减轻，活动后加重。患处多有轻度肿胀、压痛或叩击痛，有时可触及质硬包块。

（4）X 线特点：局部密度增高，有时可见一横形骨折线影，可有骨痂形成或骨膜反应。

（5）足部跖骨和胫骨上 1/3 是相对多发区，还见于股骨、腓骨、肋骨、耻骨、肱骨等部位。发生在足部的疲劳性骨折多发生在长途行军之后，又称为行军骨折。胫骨上 1/3 骨折最多见于新兵训练后，也称为"新兵腿"。老人长期咳嗽，肋间肌反复猛烈收缩，可产生肋骨疲劳骨折。

◎ 怎么办

发生疲劳骨折后，若不注意休息或者休息时间不够，又参加训练或比赛很容易造成再骨折，甚至出现骨折移位。因此一旦诊断为疲劳骨折，需及时停止训练和运动，必要时需进行支具或石膏制动。待骨折完全修复后，才能继续训练和比赛。

◎ 如何预防

合理运动或训练可以很好地避免疲劳骨折的发生。

因此提醒大家：运动要循序渐进，量力而行，避免极限运动（当然，专业运动员等特殊行业除外）。锻炼时要根据自己体质掌握好运动量和动作要领，充分做好准备活动；运动时最好穿弹性运动鞋，避免在过硬场地进行跑跳运动；一旦出现较长时间不能缓解的疼痛应及时就医。

54 骨头都长好了，为什么还疼

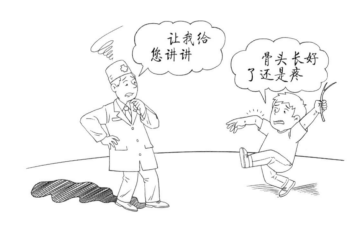

骨折患者，有的人是保守治疗，有的人是手术治疗，最终骨折均愈合良好，但在锻炼的时候还是会经常疼痛。很多人心存疑问"既然骨头都长好了，那为什么活动的时候还会疼呢？"因此表示不理解和担忧"不会有啥问题吧？"

骨折愈合后，经过一段时间的恢复仍然疼痛，主要原因可能有以下几点：

第一：造成骨折的暴力一般较大，在骨折的同时也造成了周围软组织的损伤，甚至软组织损伤重于骨的损伤，只是骨损伤更加直观些。以至于很多人认为骨折才是大事，只要没骨折就表示问题不大。俗话说"牵一发而动全身"，更何况折一骨呢？因此骨折后周围软组织一定有较重的损伤。

第二：骨折可以完全恢复，以至于经过一段时间后 X 线片可能完全看不出骨折痕迹。但是软组织损伤修复能力没有骨修复能力强，而且软组织的修复程度不能通过普通影像学检查评估。软组织损伤后在局部会形成瘢痕，瘢痕组织血运差，活动时会造成局部供血不足，引起疼痛。瘢痕组织弹性较差，在活动时会引起牵拉性疼痛。

　　第三：骨折后一般会有较长时间固定，患肢不能活动，局部软组织会形成粘连，甚至邻近关节僵硬，活动时造成软组织滑动性差，引起牵拉性疼痛。

　　第四：经过制动后，或多或少会存在废用性骨质疏松，活动时也会引起疼痛不适。

　　疼痛较轻时，建议您继续坚持适当功能锻炼，但需要注意的是避免剧烈活动、暴力锻炼及重体力劳动或外伤。一般通过坚持锻炼后症状可以缓解。

　　疼痛较重，则需适当减少活动，以免造成新的损伤。局部注意保暖，辅以理疗、针灸，也可以应用活血化瘀中药内服或外用，有时候效果良好，必要时寻求康复医师帮助。

　　骨折愈合后，还需要耐心地锻炼，才能逐步康复，不可急于求成。

55 骨髓水肿是什么意思

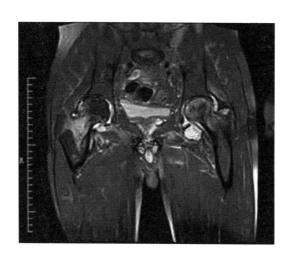

　　门诊上很多患者因为轻微外伤或大量活动后，引起某个部位疼痛，经过多项检查均未发现明显异常。最后进行了 MRI 检查，报告提示：某某部位骨髓水肿。患者一看，骨髓水肿？啥意思？是骨髓肿了吗？只听说过软组织水肿，没听说过骨髓也能肿！能治疗好吗？需要多长时间？

　　骨髓水肿这个名词，是随着 MRI 技术的应用而出现的，也就是说，只有在MRI 检查中才能发现这种现象。病变区在 MRI 的 T2WI 压脂像上白，在 T1WI 上黑，与软组织水肿的影像学改变相似，故称为骨髓水肿。其他影像检查不能够发现或诊断骨髓水肿（包括 X 线片、CT、超声等）。骨髓水肿并不是独立的疾病，只是某些疾病中的表现之一或某一阶段。就像关节腔积液不是一个独立疾病一样。外伤造成的骨髓水肿通常称为骨挫伤或隐匿性骨折，这是由于骨小梁的微骨折，引起局部的出血水肿和局部微细结构的改变。

◎ 骨髓水肿见于哪些疾病

骨髓水肿可见于：
（1）骨感染性疾病：如骨髓炎、结核；
（2）骨关节外伤：特别是 X 线片无明显骨折的挫伤；
（3）肿瘤，转移性病变更明显；
（4）骨的缺血性疾病：如股骨头坏死、距骨坏死；
（5）骨关节免疫性疾病：最常见的是类风湿性关节炎、强直性脊柱炎等；
（6）退行性骨关节病；
（7）血液系统的疾病：白血病，骨髓瘤等；
（8）其他：中毒性骨病，如镉中毒等造成骨溶解而伴骨髓水肿；痛风性关节病等。

◎ 怎么办

MRI 是目前诊断、评价骨髓水肿的最佳手段。疼痛的程度与骨髓水肿的严重程度相一致，随着 MRI 骨髓水肿严重程度的减退，患者的疼痛的程度也相应减轻。发现骨髓水肿，首先应查明病因，积极治疗原发病。

对于外伤性骨髓水肿，累及负重肢体部位应充分卧床休息，避免关节负重，休息时间要足够长（骨髓水肿一般会在 6 个月左右才能消退，疼痛持续可能达 3 ~ 6 个月，甚至更长），必要时口服非甾体抗炎药，辅以局部理疗，针灸、烤电、超短波等，中药外敷效果也不错。对于椎体骨质疏松压缩性骨折引起的骨髓水肿，可行椎体成形术，止痛效果良好。

骨髓水肿并不是真正的骨髓"肿"了，只表示局部含水量增加，局部有病变。一旦发现，应按医嘱积极正确处理。

56 股骨头骨髓水肿就一定是坏死吗

在门诊经常会遇到一些患者拿着髋关节 MRI 来就诊，MRI 显示股骨头骨髓水肿。患者来的时候都很焦虑和迷茫。"我问过好几家医院医生了，有的医生说是股骨头坏死早期，有的医生说不是股骨头坏死，我都不知道咋办了！"患者心情完全可以理解。

骨髓水肿不是独立的疾病，它是某个疾病发展过程中的一种影像学表现。许多疾病均可引起骨髓水肿，如感染、应力性骨折、一过性骨质疏松、坏死、肿瘤等，甚至无明显原因也可引起这一表现。

有明确原因的骨髓水肿当然很好鉴别，但有一种叫股骨头骨髓水肿综合征的情况有时难以区分，它是一种病因未明、以髋关节骨质疏松为特征的自限性疾病。其特点是中年发病，男性多于女性，多为单侧受累。临床表现为无明显诱因的进行性髋部疼痛、跛行、髋关节旋转活动受限。MRI 表现为广泛均匀的骨髓水肿，信号改变可达股骨颈和大转子。自然病程半年至 1 年，临床症状消失后，MRI 表现可完全恢复至正常。

股骨头坏死是因为缺血引起，最终出现股骨头塌陷和髋关节功能障碍的一种慢性疾病，在 MRI 上也可以出现骨髓水肿。MRI 是目前诊断早期股骨头坏死较为敏感的检查，表现是坏死与水肿两种征象的结合。

股骨头骨髓水肿综合征与股骨头坏死的预后和治疗完全不同。股骨头坏死引起的骨髓水肿，在 MRI 上有典型的双边征改变，即股骨头软骨下区内出现带状或环状低信号带特征性改变，范围局限于病灶周围。股骨头骨髓水肿综合征表现为较为均匀的水肿，可波及股骨颈和大转子。

骨髓水肿综合征的治疗以对症治疗为主，包括减轻负重，适度镇痛和物理疗法等保守治疗，预后良好。股骨头坏死的治疗是以改善和重建微循环以及手术治疗为主，而且有时效果不确切，有很大一部分继续进展，最后不得不进行人工关节置换。

股骨头坏死和骨髓水肿相关但不等同。虽然股骨头坏死多伴有骨髓水肿，但有骨髓水肿不一定是股骨头坏死。在鉴别时，需要有经验的医生根据病情综合判断，并需要动态随访观察。

57 骨折手术后出血，为何还用抗凝药物

患者因下肢骨折入院，有细心的患者或家属发现医生给用抗凝药，很是不解。骨折以后肯定会出血，给用抗凝药，不会加重出血吗？不会是用错药了吧？

◎ 为什么用抗凝药

在电视剧中或生活中经常看到或听到，有的患者住院治疗期间病情恢复良

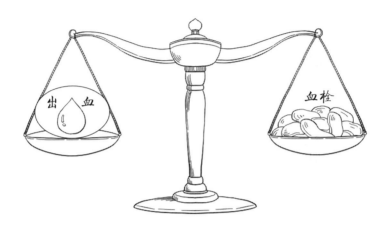

好，准备第二天出院，家属和医生都很高兴，没想到上了个厕所，突然人不行了，没抢救过来。家属悲痛万分，医生万分委屈。大家应该还记得"年轻女孩崴脚后12天离世"这则新闻吧？为什么会出现这种情况？这些情况绝大多数是下肢深静脉血栓形成后，活动引起血栓脱落，造成肺栓塞。在吸取了很多教训以后，骨科医生开始重视血栓的预防，这就是使用抗凝药物的原因。

◎ 为什么会形成血栓

深静脉血栓形成主要有以下3个因素：
（1）静脉血流滞缓，血液淤积。
（2）血管壁受损，启动了机体的凝血机制。
（3）血液高凝状态。
临床上常常是3种因素综合作用的结果。

◎ 为什么骨折后更容易形成血栓

骨折患者的肢体往往活动不便，而且一般会给予制动，限制活动，血流速度减慢；骨折造成血管损伤和出血，血管内皮的损伤使血管内壁变得不光滑，启动凝血机制，造成血液高凝状态，完全具备了血栓形成的3个条件。骨折后因为疼痛，进食水减少加之出血造成血容量下降，血液相对浓缩，血液黏稠度升高，更容易形成血栓。

◎ 抗凝治疗不会加重出血吗

研究发现，下肢骨折以后如果不及时抗凝治疗，40%～60%的患者会在术后7～14天内发生深静脉血栓（DVT），一旦血栓脱落可能会引起肺栓塞，死亡率极高。由于其症状非常隐蔽，患者往往从毫无症状到突然死亡，基本没有抢救机会。

当然，不正确的抗凝会加重出血，但正确的抗凝（科学地选择用药和正确地掌握时间和剂量）并不会明显增加出血概率。首次抗凝应该在伤后或术后不低于 8～12 小时（一般 12～24 小时）进行（太早进行抗凝有可能会增加出血风险），在确保治疗效果的同时不增加出血风险。

◎ 如何预防血栓

进攻是最好的防守，预防是最好的治疗。预防血栓形成比形成血栓后再治疗更为有效。

骨折后预防血栓形成，使用抗凝药物只是其中一种方法。鼓励患者主动被动活动肢体的肌肉，即使有石膏或支具固定时，肌肉也要经常收缩活动；骨折具有一定稳定性后（包括手术后），需要尽早活动肢体，以及争取早期下床；还可以借助一些仪器等物理方法进行预防。

总之，骨折后特别是下肢骨折后，应重视血栓的预防，采用各种方法来预防形成血栓。正确给予抗凝药物并不会增加出血风险，利远远大于弊，及时抗凝是正确的。

58 小血栓，大麻烦，隐形杀手在身边

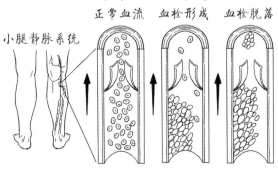

上午门诊来了一位中年男性，主诉小腿酸胀不适，感觉像灌了铅似的沉重。检查无明显肿胀，局部轻度压痛。看穿着、气质很像是商务人士，当时我的第一反应是"经济舱综合征"。于是询问：最近是不是经常长途飞行？是不

是坐的时间比较长？他回答：昨天刚下飞机，最近一周飞行了三次，每次都在三四小时以上。我让他去查一下小腿血管超声，看有没有小的血栓形成。他当时一百个不情愿：我身体这么好，怎么可能有血栓呢？我跟他讲：这只是我的怀疑，最好去检查一下，如果有血栓，及时处理；如果没有，也就放心了。经过耐心解释，他还是去了。看到检查结果后，他简直不敢相信自己的眼睛：真的是有血栓形成。但完全不能理解，怎么就形成血栓了呢？

◎ 什么是经济舱综合征

1974 年，美国前总统尼克松因为政治外交的需要，连续长途飞行于奥地利、埃及等地，引发了左小腿深静脉血栓。从那时起，人们认识到长途空中飞行会造成静脉血栓，经济舱发病率更高，因此称为经济舱综合征，当然这种叫法并不十分准确，因为搭乘头等舱和商务舱也同样会发病。

◎ 为什么会发生静脉血栓

由于飞机座位的前后距离较窄，特别是经济舱更窄，活动空间十分狭小，踝、膝、髋关节基本上呈 90° 的弯曲，这样的姿势降低了全身的血流速度。当飞机处在万米以上的高空时，机舱内气压为 0.7 ~ 0.8 个大气压，湿度仅为 0 ~ 10%。低压、低氧环境会使乘客胃肠胀气、腹内压升高，引发下半身静脉血液回流减慢；低氧血症还可导致纤溶功能低下、凝血功能亢进，从而导致血液凝固性增加，容易诱发静脉血栓。

◎ 什么人更容易形成血栓

60 岁以上老人、吸烟者、体重超重者、久坐者、长期卧床者、单次飞行超过 4 小时的旅行者；有血栓形成倾向（易栓症）、抗磷脂抗体综合征和红细胞增多症的患者；某些疾病容易导致血液高凝状态，如肾病综合征和癌症等；怀孕、产后、正服用口服避孕药或接受激素替代疗法或刚做过手术以及有血栓家族史的人群都属于血栓形成的高危人群。

◎ 有什么危害

血栓形成后，有的没有任何症状，有的可引起局部疼痛、肿胀、活动受限。最可怕的是栓子脱落引起脑部、心脏和肺栓塞，死亡率极高。一些猝死的病例，很大一部分就是由于心脏或肺栓塞造成的。静脉血栓是仅次于缺血性心脏病和脑卒中的最常见的心血管疾病之一，具有相当高的发病率和病死率。静脉血栓一旦形成，就像一颗潜伏的哑弹，有可能一辈子不发病，但也说不定什么时候会引爆（栓子脱落引起栓塞致命）。

◎　如何预防

（1）避免久坐：如果确因工作不能避免，可以做类似踩缝纫机踏板的小幅度腿部运动。定期抬脚尖、脚跟或者活动踝关节的动作，可以促进小腿肌肉收缩，利于静脉回流。研究表明，每天固定坐 3 小时以上的人，下肢深静脉血栓的风险是其他人群的两倍。长途飞行者，要在飞行中尽量多活动，即使不便离开座位，也要活动下肢和脚趾。

（2）穿宽松、舒适的衣服，尤其是在长途旅行时。紧身衣（特别是很紧的裤子）会导致血流不畅，增加血栓形成的可能性，当然弹力袜例外。

（3）下班后可以躺在床上，双脚靠在墙上达到 90°（与倒立一样），抬高 15 分钟以上，可以减轻静脉血液对下肢的压力，能预防深静脉血栓形成。

（4）多喝水，保持身体水分充足可以降低深静脉血栓形成的风险。

（5）戒烟：长期大量吸烟可能诱发多种血栓性疾病，例如缺血性心脏病、缺血性脑血管病、动脉硬化性闭塞症等。血栓类疾病患者中，有吸烟史者高达 65% ~ 95%。

（6）坚持运动：运动可以促进血液循环，使血液黏滞性下降，从而减少血栓形成概率。

（7）对于患有引起血栓形成倾向疾病者，则需要在医生的指导下应用药物或物理方法来预防下肢深静脉血栓。

59 血栓形成／栓塞／梗塞，是一回事吗

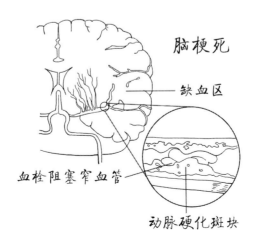

在日常生活中，我们经常听到街坊邻居聊天时说起"×××得脑血栓后，整个人都傻了，整天胡言乱语"。他们口中的"脑血栓"用医学术语讲属于"脑梗死"。说的人和听的人都明白是这么回事，但其实脑血栓和脑梗死还真不完全是一回事。

◎ 什么是血栓和血栓形成

因为某种原因导致人体血液的某些成分在血管壁或心脏内壁某处沉积并凝聚成块叫血栓形成，块状物为血栓，血栓可在体内任何部位的血管内形成。临床上根据血栓所在部位分为静脉血栓、动脉血栓和微血栓。静脉血栓发生率高于动脉血栓，两者比例可达 4∶1。微血栓多见于肺、肝、肾及脑部。静脉血栓以下肢最多见。

静脉血栓通常由血流缓慢、管壁损伤、高凝状态所致，多表现为肢体远端水肿、疼痛、皮肤颜色改变。动脉血栓通常发生在血流较快而血管壁有损伤的部位或血管壁有异常的部位（如动脉粥样硬化），易累及中等动脉如冠状动脉及脑动脉。

◎ 什么是血栓栓塞

血栓栓塞是指血栓脱离原来的位置（脱落）并顺血流堵塞其他部位。因此血栓只有脱落并阻塞管腔才称为栓塞。栓塞造成血流中断并引起严重症状的多为动脉。

◎ 什么是梗塞

梗塞意思是阻塞，壅塞不通。在医学上一般是血流不通，导致某个器官某一部位供血完全中断（一般指动脉）的意思。

血栓、栓塞、梗塞三者的关系：

栓塞和梗塞均由管腔堵塞造成。动脉和静脉血栓逐渐增大均可引起血管堵塞。静脉堵塞后会引起血液回流障碍，不会造成供血中断，一般不称为梗塞。动脉血栓增大到一定程度后完全堵塞管腔属于梗塞（原位）；血栓脱落并完全堵塞管腔也属于梗塞，血栓既可以来自动脉也可以来自静脉（异位）。

总结一下：血栓形成、血栓栓塞、梗塞均属血栓栓塞性疾病。血栓形成是栓塞或梗塞的基础，有血栓但不一定是栓塞或梗塞。血栓脱落后沿血液循环进入动脉系统，引起动脉管腔闭塞的才称为栓塞（异位梗塞）。动脉血栓增大到一定程度引起血流中断不叫栓塞，但引起了梗塞（原位梗塞）。无论任何原因引起的管腔完全堵塞致动脉血流中断均为梗塞。

60 肌间静脉血栓是什么？危险吗

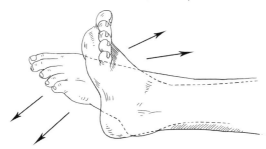

估计很多人看到这个题目会心生疑问：肌间静脉血栓是什么，跟普通静脉血栓不一样吗？患有肌间静脉血栓的患者则可能遇到这样的困惑：有的医生说很危险，不能乱动，要立即治疗；有的医生说没事，不需要处理。患者很迷茫，不知道如何是好。今天就给大家讲一讲小腿肌间静脉血栓。

◎ 什么是肌间静脉血栓

小腿肌间静脉血栓全称为小腿肌间静脉丛血栓形成（muscular calf vein thrombosis，MCVT），是原发并局限于腓肠肌和比目鱼肌静脉丛的血栓，不包括胫静脉或腓静脉血栓，它是小腿深静脉血栓形成的主要起源之一。多发生于手术后、长期卧床和外伤、长时间坐位（如长途乘车或飞机）。比目鱼肌静脉丛发生率最高。

◎ 为什么这个部位会容易形成血栓

小腿肌间静脉丛管径纤细，分支较多，静脉瓣膜较少，交织成静脉网，血流缓慢。比目鱼肌静脉丛较腓肠肌静脉丛更易形成血栓。由于腓肠肌在行走、跑和跳中提供推动力，比目鱼肌维持小腿与足之间的稳定使得比目鱼肌间静脉血流较慢更容易发生血流淤滞。而对于卧床的患者，比目鱼肌长时间处于松弛状态，静脉血滞留，更易形成血栓。

◎ 为什么临床症状不明显

小腿肌间静脉管腔较细，肌间静脉与深浅静脉、穿静脉有很多交通支，容易建立侧支循环，因此多数肌间静脉血栓形成患者的临床表现隐匿，只有轻度的小腿肿胀、疼痛，踝关节肿胀，Homans 征阳性：足急剧背屈时小腿疼痛。

◎ 有什么危害

小腿肌间静脉血栓可继发下肢深静脉血栓形成，也可以引起肺栓塞。

小腿肌间静脉血栓患者进展为深静脉血栓事件的发生率在 10%～25%。临床上，肌间静脉血栓是肺栓塞的血栓来源之一。在行走过程中由于肌肉的收缩挤压，血栓容易脱落形成栓子导致肺栓塞的发生。

◎ 小腿肌间静脉血栓是否需要治疗

众多学者均认为需要抗凝治疗，抗凝治疗能大大降低继发静脉血栓事件的发生率，并能明显提高肌间静脉血栓的再通率。建议有效抗凝 15～30 天，对于存在深静脉血栓形成高危因素的小腿肌间静脉血栓可能需要更长时间的抗凝。

总之：小腿肌间静脉血栓是一种常见的静脉血栓的类型，临床症状不明显。虽然血栓脱落风险较小，但容易发展为深静脉血栓。俗话说"千里之堤溃于蚁穴"，不能因为血栓小而置之不理，所以一定要早诊断、早治疗，让小血栓得到及时的控制，将其消灭在萌芽状态，降低风险，提高安全系数。

61 万一已经形成血栓，咋办

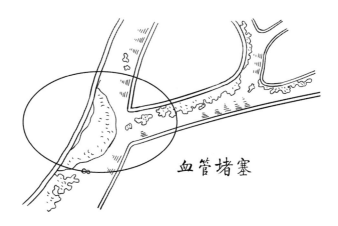

血管堵塞

前几天，一位患者来到门诊，主诉小腿酸胀不适，经小腿静脉彩超检查发现有静脉血栓形成。患者一听说有血栓形成，脸都白了，一动也不敢动，生怕血栓脱落。因为随着医学科普知识的普及，大家对于静脉血栓的危害，已经很熟悉了，所以患者相当害怕。

◎　一旦不幸形成血栓，该如何是好

血栓形成分为急性期（新鲜血栓）和慢性期（陈旧血栓）。

急性期处理：

（1）一般处理：血栓形成的1个月以内脱落的概率较高，超过1个月的血栓则相对比较稳定，脱落的概率就大大降低。因此急性期患者应尽量卧床休息，减少走动，不要随意按摩、挤压血栓形成部位的肢体。抬高患肢有利于血液回流，促进肿胀消退。卧床时间至少2周，2周后可用弹力袜或用弹力绷带包扎患肢。

（2）抗凝治疗：抗凝并不能使已形成的血栓溶解，只是抑制血栓的蔓延或加重。无论手术或非手术治疗，均把抗凝作为辅助治疗。抗凝治疗的时间一般需1~2个月，部分患者可长达半年至一年，有的甚至需终身抗凝。常用药物有：普通肝素、低分子量肝素、华法林、凝血因子抑制剂如：利伐沙班等。

（3）溶栓治疗：溶栓可以促进血栓的溶解，达到清除新鲜血栓的目的。发病后越早使用效果越好。溶栓治疗最常见的副作用是出血，出血与用药剂量、用药方式和用药时间有关。剂量越大、用药时间越长，出血的危险性越大，全身用药比局部用药出血的危险性大。溶栓治疗中血栓脱落引起肺栓塞的发生机会有所增加，因此一般常规放置静脉滤网。

（4）手术治疗：静脉手术取栓很少应用，创伤大，复发率高，效果不理想。主要用于发病时间不超过5天，最好控制在72小时内的下肢髂、股静脉血栓。手术前应行彩超或下肢静脉造影检查，以明确血栓的部位。

（5）滤网置入术：目的是通过在下腔静脉内放置滤网，拦截住脱落的血栓，使它不致引起栓塞。但放置滤网也不是万无一失的，也有很多并发症，如：静脉穿刺部位可以继发血栓；滤网本身也可形成血栓，造成下腔静脉阻塞；穿破血管；滤网移位等。

慢性期治疗：血栓形成超过1个月就进入了亚急性期和慢性期。此时血栓脱落风险会明显下降。但如果静脉管腔未再通或再通不完全，侧支循环又代偿不足，患肢肿胀则不易消退，给患者的生活和工作造成很大影响。

此时可继续使用阶梯压差的医用弹力袜。继续给予抗凝治疗，因为有血栓史的患者再次血栓形成的机会很大，抗凝治疗能有效地降低血栓再次形成的概率。一般选用口服抗凝治疗。

对于大血管，如髂静脉和下腔静脉等部位因血栓造成局部狭窄，可行球囊导管扩张，并放置支架，恢复管腔内径。腔内介入方法简单，但只适合大静脉短段狭窄，且支架放入静脉管腔内，本身也是诱发血栓形成的一个因素。

还是那句话，预防最重要。万一不幸形成血栓，也不要惊慌，正确对待，积极治疗，消除危险因素，控制血栓增长，预防血栓脱落，平稳度过急性期。慢性期巩固疗效，将并发症降到最低。

62 脂肪也能栓塞？咋办

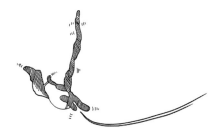

周一早上，急诊收了一位年轻男性小腿骨折患者，入院时肿胀明显，值班医生给予临时石膏外固定，准备等消肿后手术治疗。没想到，第二天中午患者突然出现意识不清，呼吸困难，氧饱和度直线下降。值班医生给我打电话，我当时第一反应：脂肪栓塞！迅速赶到科室，各项检查及检验结果及临床表现均支持脂肪栓塞的诊断，经过一个多小时紧张抢救，患者病情逐渐平稳。但是家属很不理解，来的时候好好的，今天上午还有说有笑，怎么到中午就昏迷了呢？啥是脂肪栓塞？脂肪又不在血管里为啥会栓塞？能不能醒过来？万一醒不过来怎么办？万一不行了怎么办？

大家经常听说血栓、羊水栓塞等名词，而对于脂肪栓塞则比较陌生。正常情况下血管以外的脂肪组织并不进入血液循环，当某种原因导致血管和脂肪组织同时受损，脂滴则会进入血流中并阻塞于小血管引起临床症状，这就是脂肪栓塞。最常见于长骨（特别是大腿和小腿）骨折，严重脂肪组织挫伤，脂肪肝挤压伤或严重烧伤。脂肪栓塞主要影响肺和脑。直径大于 20 微米的脂滴最易引起肺栓塞，直径小于 20 微米的脂滴可通过肺泡壁毛细血管进入体循环，引起全身多器官的栓塞，最常见于脑和全身毛细血管。一般有 4 小时至 15 天的潜伏期（平均约为 46 小时），80% 在伤后 48 小时以内发病。创伤的严重程度及长骨骨折的数量与脂肪栓塞的发生率成正相关，但很少发生于上肢骨折患者。

脂肪栓塞的后果取决于脂滴的大小和数量、栓塞的部位和全身受累的程度。脂肪栓塞分为暴发型、完全型（经典型）和不完全型（亚临床型）。亚临床型预后较好，暴发型预后不良。清醒期很短又进入昏迷的患者提示病情十分危险。

◎ 如何早发现

主要是根据外伤史和临床表现，结合化验或检查结果做出判断。如果出现下列情况应及时考虑脂肪栓塞：

（1）主要标准：①皮下出血点，常见于头、颈及上胸部等皮肤和黏膜部位；②呼吸系统症状，表现为呼吸急促（>35次/分），胸部X线有双肺暴风雪状阴影；③非颅脑损伤所致的脑部症状。

（2）次要标准：①血氧分压下降（<8.0千帕）；②血红蛋白下降（<100克/升）。

（3）参考标准：①脉搏增快（>120次/分）；②尿中有脂肪滴；③发热（>38℃）；④血沉（>70毫米/小时）；⑤血中有游离脂肪滴；⑥血小板减少；⑦血中脂肪酶增加；⑧眼底镜检查视网膜有栓子。

存在主要标准有2项，或主要标准1项、次要或参考标准4项以上者即可诊断。

◎ 如何正确地早期处理

对于脂肪栓塞，没有特效治疗方法，也没有能溶解脂肪栓子的药物。主要采取针对性或支持性治疗措施，旨在防止脂肪栓塞的进一步加重，纠正缺氧（呼吸支持）和酸中毒，减轻重要器官的功能损害（特别是脑保护），促进受累器官的功能恢复。一旦恢复，一般不会留下严重后遗症。

◎ 如何避免脂肪栓塞的发生

脂肪栓塞很难完全避免，但可采取一些预防性的措施：

（1）对骨折肢体要及时、妥善固定，操作轻柔，持续抬高患肢促进静脉回流。

（2）及时纠正低血容量，防治休克。

（3）早期良好止痛。

（4）避免反复手法复位。

（5）手术操作要轻柔。

总之：骨折后一旦发生脂肪栓塞就比较凶险，及时诊断，早期支持及对症综合治疗对减低死亡率具有重要意义。妥善固定骨折断端，操作轻柔很重要。患肢抬高也有预防作用。如果经过治疗，患者生存了下来，一般不会留下严重后遗症。

脂肪栓塞很可怕，采取措施预防它；一旦发生早治疗，一般结局不太差。

63 喝醋真的能软化血管吗

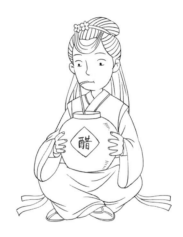

食醋作为厨房中一种家庭必备的调味料，能烹制出各种美味的佳肴，特别是在山西，没醋简直是吃不下饭。

醋可以增进食欲，如果善用调味品，在菜肴中加入适量醋，实际可以减少盐的放入，并且能让食物更有味道。食醋作为维生素 C 的保护剂，可以使食物中的水溶性维生素的化学结构更稳定，使其不易因烹煮而遭到分解，而且能减少亚硝酸盐的产生，能较好地保护维生素 C 不被破坏。当然，食醋在食物的去腥、杀菌、提鲜方面，也有其独特的优势。

民间流传"喝醋可以软化血管"的说法，特别是近年来，心血管疾病越来越多，成为最常见最可怕的人类健康杀手，"血管好，人长寿"的概念流行了起来，喝醋软化血管的说法更加流行，认为动脉硬化是钙化的问题，而醋酸可以溶解血管中的钙质，从而达到软化血管的目的。理论依据是把鸡蛋、花生、大豆等直接泡在陈醋里，就会慢慢变软，这就是因为醋酸的作用。乍听起来好像确实有点道理。

◎ 喝醋能软化血管吗

当然不能。血管硬化一般指动脉粥样硬化，是随着年龄增长而出现的血管疾病，是一种非常普遍的现象，近年来逐渐增多，成为老年人死亡的主要原因之一。据统计，在40岁以上的人群中，60%以上都存在斑块。动脉硬化是动脉管壁增厚、变硬，失去弹性、管腔狭窄。硬化的动脉斑块主要由钙和脂肪组成。

◎ 为什么鸡蛋能变软，血管就不能呢

如果将含钙物质浸泡在醋中，醋的确可以溶解钙，但是在血液中的钙就不一样了。醋虽然是酸性的，但醋酸在小肠中就会被碱性消化液中和，能够吸收进血液的醋酸非常有限，而且很快就会被血液的稳定系统清理掉，故醋喝进胃里很难改变血液的酸碱度，更不能软化血管。

◎ 有什么危害吗

如果大量吃醋，还会给身体带来不必要的伤害。因为醋的主要成分是醋酸（学名乙酸），乙酸具有一定的腐蚀性，空腹摄入大量食醋，会导致乙酸大量腐蚀消化道溃疡周围组织，灼伤胃黏膜和食管，引起剧烈疼痛。直接喝醋不仅没有益处，相反，还会带来一些危害，喝醋时与醋接触到的口腔、食管和肠胃都会受到刺激。胃溃疡患者空腹喝醋会刺激脆弱的胃黏膜，腐蚀溃疡，造成剧烈的疼痛。

◎ 如何预防血管硬化

虽然喝醋不能软化血管，但是通过改变不正确的生活方式，保持一个良好的身心状态，可以有效预防动脉硬化。

（1）戒烟：香烟中含有的尼古丁和一氧化碳等会损伤动脉内壁，受伤的动脉内壁会卡住胆固醇，引起血小板堆积形成脂肪斑块。抽烟也会引起冠状动脉收缩痉挛，减少血流量。

（2）预防三高：即高血糖、高血脂、高血压，三高除了本身的症状之外，还会引来很多并发症，动脉硬化就是其中的一种。

（3）控制体重：肥胖或体重过重的人，心脏负荷加重，血脂不正常的概率也较高，因而增加粥样动脉硬化风险。

（4）体育运动：运动可以把身体内多余胆固醇排出体外，避免过剩胆固醇沉积在血管内壁。同时能促进血液循环，增加血管弹性。

（5）学会减压：压力增加的时候，随之而来的是肾上腺素分泌的增加，从而引起血压升高、心跳加快，伤害动脉血管内壁。

（6）注意饮食：减少脂肪、胆固醇食物的摄入十分必要。

◎ 醋，吃还是不吃

尽管不建议直接饮用，但醋作为一种调味料合理摄入对健康有益。口味偏咸的人可以使用食醋代替盐和酱油等调味品，有利于降低罹患高血压等心脑血管疾病的风险。此外，食醋会增加饱腹感，对减肥和控制血糖都有益处，建议醋的每日摄入量不超过6毫升。

第四部分

住院及手术相关问题

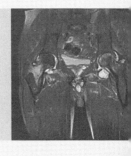

64 关于手术：您所关心的问题解答（上）

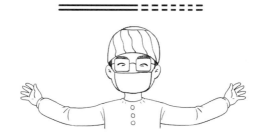

手术前宣教

关于手术风险、手术时机、手术切口长短、手术签字等一系列问题，相信很多住过院的患者都问过。

◎ 这个手术风险大吗

任何手术都存在风险。风险包括患者本身原因和手术操作原因。相对来说，老年人因为各脏器功能衰退，手术风险要高于年轻人；技术不熟练的医生操作风险要高于经验丰富的医生。医院有严格的手术分级，不同等级的手术要求相应等级医生完成。当然不管大小手术，医生都会认真对待，仔细操作，将风险降至最低。做一台手术就像驾驶一架飞机完成一次飞行一样，绝大部分飞行都能安全到达目的地，当然也有意外，但极少。手术也一样。

◎ 这个手术会留下后遗症吗

其实这是没把关系理顺，很多后遗症是疾病本身造成的，而不是手术造成的。受伤当时就决定了预后，手术或治疗只是把这种后遗症减到最低。比如股骨颈骨折，最大的问题是可能会出现股骨头坏死。手术目的是复位骨折断端并给予良好固定，尽量减少股骨头坏死，而不是手术会造成股骨头坏死。毕竟现在的医学不是万能的，有的后遗症无法避免，只能减轻。

◎ 住院好几天了咋还不手术？不会影响效果吧

受伤以后患者很痛苦，心情很着急，这我们很理解。但是创伤会引起全身系统的应激反应，一些潜在疾病可能会表现出来。所以为安全起见，要进行系统检查，这需要 3 天左右的时间甚至更长时间。总之，一切都是为了手术安全着想。

◎　手术能提前几天吗

在检查没有完善之前进行手术，不可预知的风险会明显增加，贸然提前是对生命的不负责任。

◎　手术切口有多大？要缝多少针

切口大小并不重要，关键是手术中操作是否轻柔，小切口并不代表微创。如果想少缝针可以做美容缝合，伤口外面没有线头。

◎　签手术同意书就是医院推掉责任吗

根据法律规定，患者有知情同意权，医生有告知的义务。也就是说，患者及家属有权利知道术中或术后可能存在哪些风险及预后，有权利同意或拒绝手术，医生有义务告知这些风险。当然这些风险不是一定会发生，只是理论上存在这种可能性，或在别的患者身上发生过。对于术中或术后出现的一些问题，医生或医院也不会推得一干二净，一旦出现问题应医患双方共同努力将风险或危害降至最低，化险为夷。

65 关于手术：您所关心的问题解答（中）

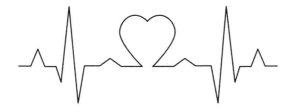

在术前检查过程中或在就诊过程中，很多人很是疑惑：为什么一个部位要做好几种检查呢？直接用最好的、最高级的检查不就行了吗？

◎　为什么手术前查了心电图又查彩超，还要造影

这三种检查虽然都是查心脏情况，但三者功能不同。心脏就如同一座房子，心电图负责检查电路问题；彩超负责检查房间构造情况，如房间（各心室）的大小，门（瓣膜）有无狭窄或关闭不全，各墙（室壁）厚度是否符合标准，还能评估心脏功能；造影是了解水管（血管）有没有堵塞或堵塞的程度。

◎ 为什么手术前要查 X 线片，还要查 CT 或 MRI？直接查 MRI 不就行了吗

工作中经常碰到一些患者要求做 CT 来替代普通 X 线片检查或者要求用 MRI 代替 CT 检查，认为 MRI 比 CT 清楚，CT 比 X 线检查清楚。或者当医生开不同的影像学检查单：X 线、CT、MRI……不少患者会质疑医生故意开高价检查单。其实，医生是依据不同病情选不同的影像检查，这些检查手段是不能互换替代的。

X 线检查是传统的影像学检查手段，方便、快捷、价格低廉，一般作为疾病初筛的首选检查方式，相当于咱们用肉眼看一个物体，适合绝大多数患者常规检查。

CT 是 X 线的一种，为计算机断层扫描，相当于用显微镜检查，在精细程度方面明显优于 X 线片。但是，CT 由于扫描层面间隔限制，不能整体地阅读检查部位的信息。另外，CT 和 X 线都不适用于孕妇。

MRI 检查没有辐射，主要用于发现软组织疾病，在骨科主要用于发现椎间盘、脊髓、半月板、韧带等部位病变。缺点是费用昂贵，检查时间较长，体内有非钛质金属患者无法进行 MRI 检查，对骨组织的显像精确度不如 CT。

总之，三者是不可相互替代的，不是越贵的检查越能发现问题，就诊时要遵从医生的检查要求，以便能尽早、准确地发现问题。

66 关于手术：您所关心的问题回答（下）

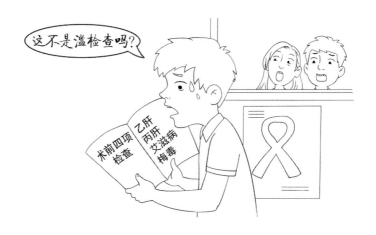

◎ 为什么手术前要查艾滋病、乙肝等传染病

住院患者特别是需要手术的患者，传染病四项必查。很多人想不通，为什么给我查艾滋病？为什么查乙肝？为什么查梅毒？为什么查丙肝？其实这是吸取了很多教训以后才出现的检查项目。因为手术室是为很多患者开放的，如果前一位手术患者为传染病阳性，未进行特殊处理，则有可能传播给下一位或几位手术患者，也有可能传播给医护人员。因此要进行这些相关检查，一旦术前检查为阳性，则一般手术放在最后一台，然后对手术室进行终末处理，最大限度地减少传播给他人的机会。

◎ 一个小手术，为什么术前要抽那么多血进行检查

其实不管手术大小，医生都必须认真对待。手术前通过抽血检测凝血功能、肝肾功能、血糖、血常规等检测机体状态是否适合手术，通过抽血可了解是否有传染病，可了解患者的血型，以便于在手术期间发生大出血时及时备血。如果出现异常指标则需要进行适当调整才能手术，这样才能将手术风险降至最低。

◎ 我就住个院为什么像查户口一样什么都问

在患者看来，某些问题似乎与疾病的关系不大，往往觉得是在窥探自己的隐私，不愿意回答。其实，有些疾病如遗传性疾病，高血压、糖尿病和部分肿瘤等都与家族史有很大关系；如果涉及女性，手术需要避开月经期。同时医生还要了解患者自身存在疾病的诊断治疗史，以保持治疗的连续性。因此病不忌医，最好是根据医生的询问仔细回答，才有利于您的康复。

◎ 全麻会对智力有影响吗

这个问题尤其是涉及儿童时，基本上是每位家长必问问题之一。在最早进行全麻时要进行麻醉诱导，会出现一段时间缺氧，这可能是造成部分人记忆力下降的原因之一，当然也有一部分人是心理因素造成的。经过多年的改进，现代麻醉采用的全身麻醉药对人体影响极小、作用时间很短，手术后可很快经人体代谢完全排出，每年世界范围内有数百万人次使用全身麻醉进行手术。实践证明，在专业人士的正确使用下，全身麻醉药不会对智力有任何的影响。

67 会诊单送去这么长时间了，怎么还不来会诊

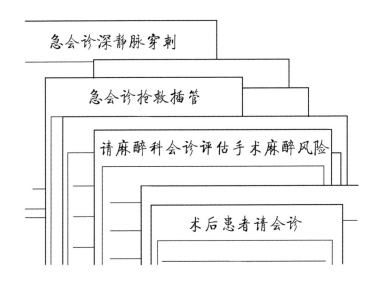

急会诊深静脉穿刺

急会诊抢救插管

请麻醉科会诊评估手术麻醉风险

术后患者请会诊

有过住院经历的患者及家属可能或多或少经历过不同科室会诊的情况。从会诊单发出那一刻就焦急地等待着会诊医生的到来。可是有时候从早上一直等到下午下班也不见个人影，不免心生焦躁，找到主管医生："会诊单送出去这么长时间了，会诊医生怎么还不来？不会给忘了吧？要不您再催催？"

会诊，在医院十分常见，会诊制度也是医疗核心制度之一。院内科间会诊是科室之间协作最常见的一种方式，可使患者得到及时、有效、安全的诊疗。在一个科室可以享受综合治疗，对患者来说是最经济有效的方式。

◎ 为什么要会诊？作为医生，降血糖、降血压也不会吗

随着现代医学的发展，专业越分越细，术业有专攻，以前叫隔行如隔山，现在可以说是隔科如同隔山，"万金油"的医生基本没有了（当然全科医师除外）。另一方面医师执业证规定了不同医生的执业范围，对于超出执业范围的病种，即使能治也不能擅自治疗，应该及时提出会诊。这是对患者负责。

现在很多住院患者罹患的并不是单一的疾病。比如，一位骨折患者可能同时患有糖尿病、高血压、心脏病、呼吸系统疾病或消化系统疾病。这时候需要请相关科室医生会诊，评估各脏器功能和手术风险，提出各自的诊疗意见，调整各脏器达最佳状态，以保证患者能够耐受并完成手术。

会诊（院内）分类及时间要求：

一般包括普通会诊和急会诊。

如果不是紧急情况一般会进行普通会诊，如：糖尿病调整血糖、高血压调整用药、心电图有点异常、某些化验指标存在异常需要相关科室把关等，主管医生发出会诊，相关科室医生在 48～72 小时内完成会诊即可。

如果是紧急情况，如：急性心肌梗死、大出血、急性腹痛、突发意识障碍、休克、哮喘急性发作等，医生会马上电话通知相关科室的值班医生，告知患者当前情况，会诊医生将以最快的速度到达现场指导救治，一般在 10～15 分钟。当然还有全院扩大会诊、远程会诊等会诊形式，这些情况不在本次讨论范围内。

◎ 不能缩短普通会诊的时间吗

按规定，普通会诊在收到会诊单后的 48～72 小时内完成即可，其实绝大多数会诊医生都在 24 小时内完成了会诊。从医生的角度看已经很快了。但从患者角度看，可能会觉得还是慢，最好是随叫随到。说实话，随叫随到很难。因为在综合性大医院，专业越分越细，相应地，会诊的工作量也越来越大，为提高效率，每个科室都会指定一名医生专门负责会诊。如果留意一下，您会发现在院子里、楼道里、电梯里，总有医生拿着厚厚的一沓会诊单，奔波于各科室，别人都下班了，他们还在会诊，可想而知工作量有多大。到您这里会诊的时间是会诊医生尽最大能力所能达到的最快时间，所以会诊单发出以后请您安心等待，如果时间有点长，您的主管医生会主动催促他们的。因为现在对平均住院日有严格的规定。当然不需要会诊是最好的，说明患者其他脏器功能还不错。

68 进手术室这么长时间了还没出来？不是说手术很快吗

术前一天，谈话时患者家属问医生："手术大概要多长时间？"医生回答："如果手术顺利，大约需要 1 小时吧。"

第二天，患者老早就推进了手术室，直到中午还没出来，从进手术室到现在已经 3 个小时了，还不见人影。

家属就坐不住了，因为找不到手术医生（手术医生在手术室），只好找到值班医生，一脸不安和焦躁地问："医生，我的家人早上 8 点前就去手术室了，现在都 3 个小时了，怎么还没出手术室啊，昨天医生不是说大约 1 个小时吗？是不是手术出问题了？""还需要多长时间？"因为值班医生不了解手术室情况，还不能随便乱讲，只能安慰家属不要着急，稍安毋躁，耐心等待。

其实这里面有一些误会。医生说的手术时间一小时，是指从切皮至包扎的时间，而家属理解为从进手术室到出手术室的时间。

那么进行一台常规手术，到底是一个什么样的流程呢？以一台常规全身麻醉手术举例：

7 点半左右，8 点之前（一般是上班前）：医院的陪送人员会把患者接到手术室的等候区或转换间等候手术。（在此向麻醉手术科的医生和护士致敬，为了保证手术能正常开始，麻醉科和手术室的同事们交班时间要比很多临床科室早很多很多！）

8 点左右，手术室护士把患者接入手术间，建立静脉通道，监测生命体征，并与麻醉医生、手术医生，共同核查患者，确保手术患者、手术区域、麻醉方式等一切正确。如果需要深静脉置管或动脉血气监测，准备时间会更长。9 点左右麻醉医生开始进行麻醉操作。

麻醉成功后，护士和医生共同将患者以合适的体位置于手术床上（摆体位），外科医生开始刷手、消毒，铺置无菌手术单等操作。至此手术才正式开始（此时至少也是 9 点多了），光准备时间就是一个多小时。

按医生所说，1 个小时结束手术（当然不同手术耗时不同），麻醉医生停用麻醉药，等患者苏醒拔除气管插管，转至复苏室继续观察（10 点多了）。因为患者刚刚从麻醉状态下复苏，此时生命体征需要专业设备监护！

一般来说患者从麻醉状态恢复至生命体征平稳至少需要在复苏室观察 0.5 ~ 1 小时（12 点左右）。彻底清醒后安全送出手术室，回到病房。

从早上 8 点患者进入手术室至 12 点麻醉复苏完毕——四个多小时！

医生说的手术时间 1 个小时也没错，实际手术操作时间确实是 1 个小时。但从进手术室到家属见到患者确实也用了 4 个小时（当然如果不是全麻，出手术室时间会短些），难怪家属着急。这与患者家属对手术室操作流程不清楚有关，也与医生交代不到位有关。其实手术时间并不是最重要的，手术做仔细，效果好才最重要。毕竟住院手术是为了康复，而不是为了缩短手术时间。因此耐心地等待手术并充分信任你的医生是最好的选择！

69　关键时刻，听医生的还是听患者的

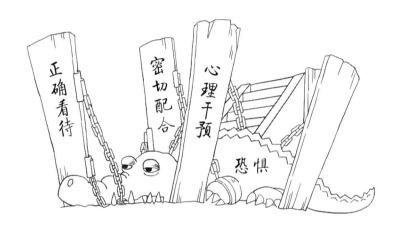

在电视剧或电影中，在危及生命的紧要关头，会出现医生问患者家属："救还是不救？继续抢救还是终止抢救？是继续保守治疗还是手术？保大人还是保孩子？"等等。患者家属抱头蹲下，表情痛苦，处于极度矛盾的两难之中，经过激烈的思想斗争做出艰难的决定。其实在现实生活中，很多人也面临着两难抉择。

为维护患者和医院及医务人员的合法权益，体现"以患者为中心，以质量为核心"的医学宗旨，规范医疗行为，提高医疗质量，保障医疗安全，在患者住院期间或术前、术中、术后，主管医生或医疗组长、甚至科室主任等会根据患者病情的严重程度向患者本人或家属交代病情及治疗方案等，以便使患者或家属对病情及治疗方案、预后等做详细了解（知情权），患者及家属可以选择同意或不同意治疗方案（同意权），这在医疗法规中称为患者知情同意权。尤其在一些危重患者的抢救、高风险手术前的谈话等更为重要，医生在术前均会向患者本人或委托代理人详细交代术前诊断、手术指征、手术方式、植入物的选择，同时也会详细介绍术中可能发生的意外和危险，以及手术后可能出现的意外和并发症。患者本人或其委托代理人在手术知情同意书上签字方为有效，医师才能进行下一步手术或治疗。如术中遇到病情变化或病情与术前不符，需改变手术方式或中止手术时，主刀医生均会随时向患者委托代理人交代清楚并

签字同意。

那么问题来了？关键时刻，听医生的还是患者的呢？

每当遇到有多种选择的情况时，医生往往会将最终的治疗决策权交到患者或其委托人手中。当然，紧急抢救例外，如遇紧急抢救，患者委托人不在场的情况下，医院会选择先救人为主，这有具体的工作流程及相关法律法规依据。

需要患者家属或代理人进行抉择的情况：一般来说都是病情比较危重，随时可能有生命危险，临床无有效救治办法，继续治疗将是人财两空；或患者高龄，基础疾病多，心肺功能很差，手术风险大，但如果能闯过手术关，则可明显提高生活质量，延长寿命。保守治疗不存在手术风险，但面临其他并发症高发的风险，不久也会面临死亡，老人可能更加痛苦。在当前医患关系背景下，医生会尊重家属意见，如果家属态度坚决手术治疗，医生通常会奋力一搏，如果家属态度稍有犹豫或含糊，医生也会退缩。很多患者家属会试探医生态度："医生你说应该怎么办？"此时医生一般不会替患者及家属做出决定，这倒不是医生不敢担当，而是法律规定患者及代理人有同意权，也就是有权同意或拒绝治疗意见，即最终决定权在患方。

作为一名医生，始终会和患者站在一起，共同和疾病作斗争，最希望自己的患者如期康复。但法律规定，医生对治疗方案只有建议权，而患方有最终决定权。

需要家属协助做出决定的时刻，保持冷静、清醒的思维，争取以最快的速度做出理性决定，也许因为你早一分钟的决策，为患者争取了更有利的治疗条件和预后疗效；其实，医生在给您选项的时候会有一定的倾向性建议，而不是每个选项的简单罗列。只要您给医生多一份理解，多一份信任，多一份支持，配合好您的医生，他一定会倾平生所学，为患者的康复尽最大努力！

70 这么小的手术还用住院？当天能做吗

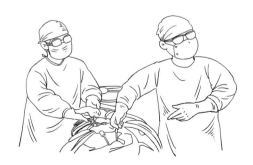

患者：我前两年做手术上的钢板，今年想取出来，需要住院吗？如果住院，当天能手术吗？

患者：我这有个包块想切一下，当天住院能做手术吗？

医生：局麻手术可以在门诊手术室进行，不用住院。其他手术需要住院治疗。

患者：这么小的手术也要住院？

医生：为什么一些小手术也需要住院治疗呢？这是很多人都有的疑问。

第一：目前很多医院还没有开展日间手术病房，因此对于一些创伤较大的手术还是需要住院治疗。当然后期各大医院肯定会推进日间手术病房，可以当天入院，当天手术，当日出院。

第二：在没有开展日间手术病房的时候，门诊各项检查不能报销，只有住院后才能进行相关检查，因此一般是入院当天做一部分检查，抽血检查放在第二天，然后第三天手术。日间手术病房是所有检查都在入院前完成。

第三：对于需要椎管内麻醉、神经阻滞麻醉、全麻的手术，住院手术安全系数更大一些。在医生眼里，任何手术都有风险，只有把风险降到最低才是对生命最大的负责。

因此对于一些小手术，您也不能大意，您的生命安全永远是第一位的。随着日间手术病房的逐步推广，当天手术是能实现的。

71 这么大年龄还能做手术吗

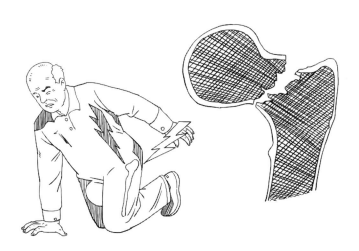

随着老龄化社会的到来，老年人因各种原因住院手术的情况越来越多。由于老年人骨质疏松，轻微外伤就能引起骨折。放眼望去，骨科病房有近一半是老年人在住院。

骨折尤其是下肢骨折，只要患者一般情况不是很差，很多医生会建议手术治疗。此时家属满脸疑问，"这么大年龄做手术能行吗？""保守治疗行吗？""反正在家也干不了啥活，骨头能长上就行。"医生虽然详细讲解了手术与保守治疗的利弊，但很多家属还是顾虑重重，不知如何抉择。

◎ 老年人手术风险大吗

毋庸讳言，老年人的手术风险肯定比年轻人的风险要大得多。古代常把高龄老人比作"风烛残年"，意思是像风中的蜡烛一样，随时可能熄灭。也有人把老人比作"即将报废的汽车"，随时可能抛锚。因为绝大多数老年人的各个器官功能都已经整体衰退，经不起风吹草动。骨折创伤对老年人来说是灾难性打击，很可能会成为"最后一根稻草"。

◎ 那为什么还建议手术，这不是雪上加霜吗

老年骨折，医生之所以会建议手术积极治疗，一方面，骨折移位严重，如不进行手术则很难愈合；手术治疗不仅能复位骨折断端，为骨折愈合提供保障，而且骨折固定后断端不再有反常活动，疼痛会明显减轻；另一方面，手术后，因为固定良好，患者能尽早离床进行功能锻炼，能有效减少致命并发症。

老年骨折，"骨折本身并不可怕，可怕的是卧床引起的并发症"。

所谓的"流水不腐、户枢不蠹"，只要老年人能活动，并发症就会明显减少。"活力，活力"，活动才能有力。老年人一旦卧床不活动，只需几天，就会失去了"活力"，很快就会出现坠积性肺炎、压疮、恶性感染，甚至发生败血症、深静脉血栓、泌尿系感染等严重并发症。并发症一旦出现，预后极差，病死率极高。一项触目惊心的临床数据显示，老年人髋部骨折1个月内的死亡率达10%，一年内的死亡率高达20%，甚至更高。

近年来，老年人骨折后，接受外科手术治疗的越来越多了，百岁老人手术已不是新闻。因为现在手术技术进步，换人工关节手术只需半小时到1小时，术后2~3天就能下床。微创内固定，手术时间也只需半小时到1小时，术后第2天就能坐起活动，也能早期下床活动，并能极大减少并发症，减轻痛苦，提高生活质量，也能减轻家人照料的负担。

◎ 所有骨折老年人都能做手术吗

当然不是。这要看患者的身体状况，特别是心脏和肺的功能。术前要由医生综合判断，决定能否进行手术治疗。当然家属的态度至关重要，如果患者及家属积极治疗，医生就会信心百倍；如果家属不积极，以当前医患关系，医生也不会强求，最终会尊重患者及家属意见，决定做还是不做。如果决定手术并且患者身体条件能够耐受手术，手术安排得越早越好。目前已经有很多医院开通了 48 小时绿色通道。

72 经期到底能不能做手术

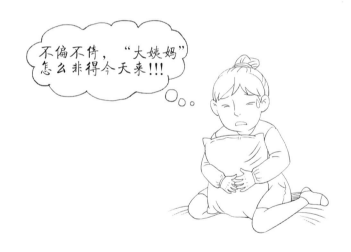

张女士小腿骨折术后一年多，骨折愈合良好，前几天住院来取钢板，术前检查均正常。手术当天早上张女士找到护士很担心地问："今天一早，'大姨妈'来了，听说月经期间不能做手术，否则容易出危险，我想把手术往后放一放，行吗？"护士赶紧联系手术医生，考虑到患者的顾虑，决定把手术延后。

◎ 为什么经血不容易凝固

女性在排卵后，如果没有受精，排卵后 14 天左右，黄体萎缩，停止分泌雌激素和孕激素，此时子宫内膜中的血管收缩，内膜坏死而脱落，引起出血，形成月经。月经的成分主要是血液（3/4 动脉血，1/4 静脉血）、子宫内膜组织碎片和各种活性酶及生物因子。其中纤维蛋白溶解酶使月经血呈液态，不易凝固。

◎ 月经期间能做手术吗

绝大多数人认为不能做手术。他们认为：

（1）月经期患者的凝血功能相对于非月经期间来说是异常的，此时血液中的凝血因子在月经期处于最低水平。而手术时不可避免地引起组织损伤，使大量凝血因子激活并消耗，在此期间施行手术，术中创面渗血较多，影响手术操作，术后渗血也会较多。

（2）月经期机体免疫功能降低，容易出现切口感染，甚至容易造成其他呼吸系统、泌尿系统的感染。

◎ 真相是什么

其实近年来研究表明，经期全身凝血功能并没有出现显著异常，免疫力也没有明显下降，手术并没有增加感染风险也没有明显增加出血量，因此从理论上来讲经期手术是安全的，也就是说可以进行手术。

◎ 为什么大多数人包括医生还是拒绝经期手术

讨论这个问题的前提是这些手术都是择期手术。如果是急诊手术，不管是不是在经期，医生都会进行手术治疗，因为此时手术是在救命。而对于择期手术，推迟几天对手术效果没有任何影响，又能消除患者顾虑，何必非要在这时间段强行手术呢？所以医生会尊重患者意见同意暂缓手术。

73 明天就手术了，都有啥准备和注意的

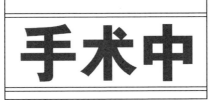

住院好几天，终于轮到自己手术了。当听到"明天手术"时，很多患者既兴奋又紧张，既期盼又害怕。兴奋和期盼是因为通过手术能早日康复，紧张和害怕是担心手术风险和效果。虽有心理准备却也很迷茫，因为以前没有这方面的经历，不知道自己要如何准备明天的手术，心情紧张，辗转反侧，难以入睡，第二天身体及精神很疲惫，让本来就虚弱的身体雪上加霜。有的患者因过度紧张，麻醉前血压急剧升高，进了手术室，麻醉医生不敢打麻醉，又推回病房，医生、患者、家属都很失落。

◎ 患者术前需要如何准备

（1）心理方面的准备：放松心情，坦然接受。不手术就不能康复，既然必须这么做，想太多也没用，不如坦然面对。当然一点不紧张，对大多数人来说是不可能的，毕竟是在自己或亲人身上动刀子，所以紧张也可以理解。既然紧张解决不了问题，那就要想办法使自己放松，比如看看自己喜欢的电视，听听喜欢的歌曲，想想以前的往事等，充分相信自己的医生，密切配合。也没必要四处打听，与同类患者对比、到处托人，甚至网上搜索，这样往往越弄越紧张。如果实在太紧张可以口服一些催眠镇静药。

（2）饮食准备：如果是胃肠道或腹部手术，术前一天最好吃清淡易消化饮食，如酸奶、水煮鸡蛋（蛋清最好）、新鲜果汁、菜泥、肉泥等，既保证获得足够的能量又不增加肠胃负担。如果不是胃肠道或腹部的手术，则对饮食方面无特殊要求。

关于禁食水：一般是禁食水 6 ~ 8 小时（最近有观点认为可以适当缩短）。

医生或护士一般会在术前一天查房时嘱咐患者"当晚 0：00 以后不再吃饭喝水（其实是不吃不喝的意思）"。目的是防止在麻醉后食物反流，造成误吸入肺，严重者可致窒息。第二天查房时会再次确认。有的患者会因紧张或地区饮食文化差异而理解有误：比如很多南方患者认为米饭才是饭，问："早晨吃饭没有？"答："没有"。再问，又小声说："只吃了一个面包"或"吃了一个包子"。医生由晴转阴，问："不是不让吃饭吗？"答："米饭才是饭，只说不让吃饭，没说不让吃别的呀！"医生顿时"石化"。没办法，只有手术推后。有的患者对禁水有误解。早晨查房，"吃饭喝水没有？""没吃饭，喝了点汽水。""不是不让喝水吗？""汽水是饮料，不是水呀。"再次"石化"。没办法，手术又推后。所以一定要充分理解医生或护士交代的事项，不明白的一定要问。当然对于一些长期服药的患者例如高血压患者等，早上起来喝少量水把药服下去是可以的，时间上可以适当提前。

（3）身体方面准备：医生会在术前将各项指标调至手术能接受的范围。护士会对术区进行术前准备。患者需要做的一般包括：练习床上大小便、卧位吞咽、深呼吸及咳痰、修剪指甲，清洗头发等。如果能行动可以洗个澡，全身清洁一下。不同的手术术前准备略有不同，医生和护士会有具体要求，不会千篇一律。

（4）最后，进手术室之前，去除"身外之物"。取下假牙，以防麻醉插管时脱落，误入食管或气管。将贵重物品包括钱包、手机、眼镜、耳环、戒指、手表、手镯、发夹、项链等交给亲属保管，以防丢失。如果能走动，最好排空大小便再进入手术室。然后就安心等待手术吧！

74 手术后为啥不给用抗生素？万一感染怎么办

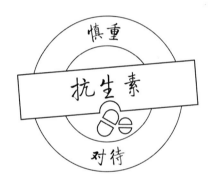

住院期间，很多患者经历包块切除或骨科内固定取出等较小手术，术前术后医生均没有应用抗生素，无论是口服还是静滴，总觉得缺点什么。患者找到医生："我前几年切个囊肿还用了一星期抗生素呢，这次怎么一点也不给？万一感染了怎么办？还是给用上两天吧！"于是医生苦口婆心给患者解释："这是一类切口，是无菌切口，手术时间也短，不需要用抗生素。"患者不情愿地回病房了，但心里总是不踏实，顾虑重重。

误区：很多患者认为只有使用抗生素来"消炎"才能预防感染，单纯换药是不能保证伤口长好的。再说了，是我自己掏钱，难道这种小要求医院都不能满足吗？花钱也不行？想不通，有情绪，于是四处托关系，让医生给他使用抗生素。更有甚者，由于医生拒绝了患者使用抗生素治疗的要求，认为医生对患者不负责任，对医生进行投诉，一言不合甚至恶语或拳脚相向。

◎ 哪些手术后可以不使用抗生素

目前我国已成为全球抗生素使用第一大国，由于抗生素的过度使用，出现了很多超级耐药细菌，对人类危害极大。因此，国家对抗生素的使用出台了严格规定：一类切口不需要预防性使用抗生素，包括未进入炎症区，未进入呼吸、消化及泌尿生殖道的手术以及一些闭合性的创伤手术。比如：甲状腺、乳腺、疝气修补、体表包块切除、内固定取出等手术。但存在高危因素的患者，如年龄超过 70 岁、免疫力低下、患有糖尿病、体内植入人工材料（钢板、人工关节等）、手术时间超过 3 小时、恶性肿瘤、术中出血 800 毫升以上者可以酌情用抗生素。

◎ 患者担心：万一感染怎么办

一类切口，通过严格的无菌手术管理和不断提高手术操作技术即能有效预防感染。这类切口在术后使用抗生素不仅没有作用，还会导致抗生素滥用，大量使用抗生素会导致细菌耐药及体内菌群失调，破坏自身的免疫力。大量事实证明，只要严格按照无菌规范操作，清洁切口手术不用抗生素是安全的。不用药或少用药还能减轻您的经济负担，何乐而不为呢？

75 手术后发热，是伤口感染吗

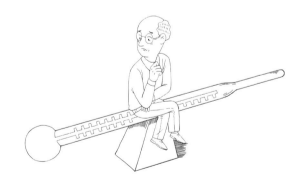

经过提心吊胆的紧张等待后，手术终于顺利结束，患者被送回病房休息。术后当天一切良好，患者和家属都很高兴。没想到第二天体温开始升高，38℃左右。家属一下子心里又没底了，赶紧找医生："不会是伤口感染了吧？再加点抗生素吧！"医生会安慰患者及家属："不要紧张，再观察观察。"可是家属还是放心不下，总觉得事情很严重。

◎ 发热就一定是感染吗

当然不一定是感染。很多患者在术后都会出现短暂发热的现象，家属对发热一般都比较恐慌。其实外科手术后发热很常见，大约40%的患者术后会出现发热，但只有一小部分是由感染引起的。非感染性发热一般在手术后24～48小时内出现，大多数情况下体温不会超过38℃。感染引起的发热往往体温较高（>38.5℃），多在术后第3天以后才开始出现连续发热。

◎ 哪些常见原因可以引起术后发热

（1）反应热：手术创伤激发体内炎性介质的释放，引起发热，热度一般不超过38℃。发热程度和持续时间与手术大小和损伤的程度有关。手术时间长（超过2个小时），软组织损伤大，术后更容易出现反应热。

（2）吸收热：损伤区血液成分（血肿）及其他组织的分解产物吸收也可以引起发热，即吸收热。

（3）感冒：患者术后抵抗力下降，比常人更容易发生感冒，也可以出现发热。患者多有感冒的其他伴随症状，容易鉴别。

（4）输血：输血引起的发热，是输血最常见的不良反应之一。通常是一过性的。不需特殊处理。

（5）药物：部分药物可以引起发热，称为药物热。

（6）感染：术后3天以后出现的发热，要警惕感染的可能。尿路感染、切口感染和肺部感染是常见的原因，如果发热持续不退或体温恢复正常后又升高者，更要高度警惕。

◎ 发热了，怎么办

非感染原因引起的发热，如体温不超过38℃，可不予处理。高于38.5℃，患者感到不适时，可予以物理降温，对症处理，严密观察。多饮水，必要时补液。

对于怀疑感染引起的发热，监测体温和白细胞，进一步查找发热原因。积极处理原发感染灶，控制体温，加强抗感染治疗，感染控制后，体温自然恢复正常。

总之，术后发热不一定是感染引起的，不必急于应用抗生素，当然作为医生，要时刻警惕感染的发生。

76 咦！难道不是术后一周拆线吗

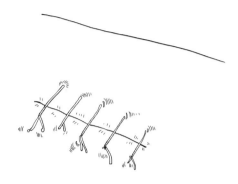

"拆线"一般是出院前的最后一步。拆完线，观察半天，如果没有特殊情况就可以打道回府了。当然，术后如果病情平稳，没有特殊情况也可以不拆线先回家，等到拆线时间再来院拆线。如果用可吸收缝合线可以免除拆线。

很多人骨科手术后第一天就开始数天数，好不容易熬到第 7 天了，早晨查房时急不可待地问医生："术后 7 天了，可以拆线了吗？"医生一脸诧异："拆线，还早呢！10 ~ 14 天才拆线。"患者又是失落，又是不解。不都是术后 7 天拆线吗？的确，在很多人的印象中一般是术后 7 天拆线。其实不同手术部位拆线时间是不同的。

◎ 到底多长时间拆线

通常情况下：面颈部 4 ~ 5 天拆线；下腹部、会阴部 6 ~ 7 天；胸部、上腹部、背部、臀部 7 ~ 9 天；四肢 10 ~ 12 天（关节处可延长），减张缝线 14 天拆线。

针对每位患者的拆线时间还要具体情况具体分析，不能千篇一律。青少年可适当缩短拆线时间，但对存在营养不良、高龄、糖尿病、严重贫血、消瘦或切口张力较大、软组织损伤较重等特殊情况的患者可能需要适当延长拆线时间，也可以采用间断拆线，分次完成。

◎ 晚点拆线行吗

不建议为了确保安全而太晚拆线。拆线时间过晚，缝线会嵌入皮肤，形成所谓的铁轨式的瘢痕，类似于蜈蚣足一样，影响美观。

◎ 为什么会拆完线后，有的伤口会裂开

拆完线后的伤口，由于失去了缝线的保护，如果切口愈合不佳或张力过大，就可能会出现伤口裂开。

◎ 为什么瘢痕越来越宽了

有的人拆线时切口瘢痕就像一条线，可是过了一段时间却越来越宽了，对此很是郁闷。为什么这会样呢？这是因为拆线后局部仍有一定的张力，而切口瘢痕抗张力较差。如果张力一直较高，会逐渐被拉宽，瘢痕也就由原来的一条线逐渐变宽，很不雅观。此时可以贴透气胶布，每 2~3 天更换一次。因为瘢痕成熟及强度稳定需 2~6 个月，所以建议胶布应多贴一段时间，才能达到减少瘢痕宽度的效果。

当然如果是瘢痕体质，无论如何处理，瘢痕疙瘩还是难免的。

77 开放伤口超过 6~8 小时还能清创吗

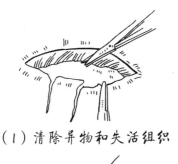

（1）清除异物和失活组织

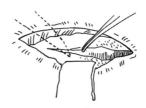

（2）彻底止血

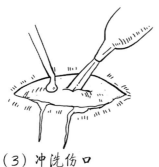

（3）冲洗伤口

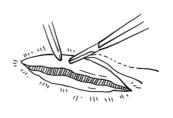

（4）缝合

前几天，我在手术室忙了一天，刚回到科室就被一群家属围住，七嘴八舌地问个不停。总的意思是：医生，能不能快点手术？从受伤到现在马上就快超8小时了。万一伤口感染可怎么办？我当时很是欣慰：不错呀，现在的患者都知道8小时清创的概念了！平时大家所遇到的伤口绝大多数属于污染性伤口，也就是在受伤时有细菌沾染到了伤口，但因为数量不多还没有引起伤口感染。传统观念认为：如果不做任何处理，在伤后6~8小时细菌将开始大量繁殖，很快达到引起化脓性感染的数量，所以医学上一直主张伤后6~8小时是清创的黄金时间。

清创手术是开放性损伤最常使用的早期处理方法，也就是医生通过手术清创清除开放伤口内的异物、坏死、失活或严重污染的组织，将污染伤口处理成接近清洁的伤口，争取实现伤口良好愈合。

传统的清创黄金时间6~8小时的说法源自1898年的一项动物实验，用豚鼠建立开放性骨折清创模型，分成6小时以内清创组和6小时以后清创组两组，得出结论：6小时以内的开放性骨折彻底行清创闭合创口，术后感染率低；超过6小时的开放性骨折则因细菌大量繁殖不宜行清创闭合创口，否则会增加感染率，而这一结论当时并未在临床上证实。后来，Robson等把这一研究结论用于临床，作为开放性骨折清创闭合伤口处理的"时间窗"，便形成了开放性骨折清创治疗的黄金6~8小时观点，一直延续至今。

但是，有时候伤员到达医院时可能已经超过8小时，或正赶上医院手术室全部占用，或医生都在手术台上，没有办法立即进行清创，等到可以手术时，已经超过8小时了。这种情况在各大医院非常常见，这可怎么办？还能再进行清创吗？

得出8小时清创结论的时代，没有太多可选择应用的抗生素，清创手段单一，手术室条件简陋，与现在的情况不可同日而语。大量临床研究表明，开放性骨折中尽早使用抗生素可以有效预防和控制感染率。因此在各个医院，只要开放性骨折患者到达医院，会第一时间应用抗生素。

近年来，随着抗菌药物的早期预防性使用和先进清创技术、材料的运用，使得开放性骨折的清创治疗在时间上有了突破，黄金清创时间"6~8小时"不是绝对的时间参考标准，但这也并不是拖延手术时间的借口。只要条件允许，仍应尽早清创。因此开放性骨折清创术治疗的时间原则应为"尽早尽快"，即在条件允许的情况下，作为外科医生对开放性骨折就诊患者应做到尽快行清创术治疗，避免拖延时间。当然除了受伤时间以外，是否可以进行清创并一期缝合与患者全身情况、污染严重程度、软组织损伤程度、受伤部位等多种因素有关，这需要临床医生综合判断，最终制定治疗方案。

78 "破伤风"是伤口"受风"引起的吗？包严实，能预防吗

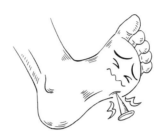

春天到了，人们外出踏青、户外运动增加，外伤也随之增加。门诊或急诊会经常遇到外伤患者就诊或复诊时把伤口包裹得严严实实，和"粽子"一样，好不容易打开伤口，原来就是一个小小的伤口，虚惊一场，让人哭笑不得，究其原因：原来患者担心伤口"受风"后会患上"破伤风"。这种患者对自己的健康高度负责态度值得表扬，但也表明大家对破伤风的认识不够，因此有必要向大家科普一下有关破伤风的知识。

◎ 什么是破伤风

破伤风是由破伤风梭菌侵入人体伤口后，在厌氧环境下生长繁殖，产生嗜神经外毒素而引起全身肌肉强直性痉挛为特点的感染性疾病。

各种类型和大小的创伤都可能受到污染，尤其像野外泥土、下水道、鱼鳞虾刺、木屑、铁钉等都很容易携带破伤风梭菌，这五种情况相关的伤口要提高警惕。如果伤口外口较小，伤口内有坏死组织或填塞过紧、局部缺血等，就形成了一个适合该菌生长繁殖的缺氧环境。除了可能发生在各种创伤后，还可能发生于不洁条件下分娩的产妇和新生儿、非正规的人工流产术后。中耳炎、压疮、拔牙及宫内放环等均有引起本病的可能。吸毒人员因使用不洁注射器静脉注射毒品而患破伤风者亦呈增多趋势。

◎ 得了破伤风有哪些症状

感染破伤风梭菌至发病，有一个潜伏期。破伤风潜伏期长短与伤口所在部位、感染情况和机体免疫状态有关，通常为 7~8 天，故民间有"7 日风"之说，也可短至 24 小时或长达数月、数年。潜伏期越短者，预后越差。约 90%

的患者在受伤后 2 周内发病，新生儿破伤风的潜伏期为断脐带后 5～7 天，偶见患者在摘除体内存留多年的异物后出现破伤风症状。

（1）前驱症状：起病较缓者，发病前可有全身乏力、头晕、头痛、咀嚼无力、局部肌肉发紧、扯痛、反射亢进等症状。

（2）典型症状：主要包括肌强直和肌痉挛。通常最先受影响的肌群是咀嚼肌，随后顺序为面部表情肌、颈、背、腹、四肢肌，最后为膈肌。肌强直的征象为张口困难和牙关紧闭，腹肌坚如板状，颈部强直、头后仰；当背、腹肌同时收缩，因背部肌群较为有力，躯干因而扭曲成弓，形成"角弓反张"。阵发性肌痉挛是在肌强直基础上发生的，且在痉挛间期肌强直持续存在。相应的征象为蹙眉、口角下缩、咧嘴"苦笑"（苦笑面容）；喉头阻塞、吞咽困难、呛咳（咽肌痉挛）；通气困难、发绀、呼吸骤停（呼吸肌和膈肌痉挛）；尿潴留（膀胱括约肌痉挛）。强烈的肌痉挛，可使肌肉断裂，甚至发生骨折。患者死亡原因多为窒息、心力衰竭或肺部并发症。上述发作可因轻微的刺激，如光、声、接触、饮水等而诱发，也可自发。病程一般为 3～4 周。如积极治疗、不发生特殊并发症者，可逐步减轻，但肌紧张与反射亢进可继续一段时间；恢复期还可出现一些精神症状，如幻觉，言语、行动错乱等，但多能自行恢复。

（3）自主神经症状：为毒素影响交感神经所致，表现为血压波动明显、心率增快伴心律不齐、周围血管收缩、大汗等。

◎ 如何确诊破伤风

破伤风症状比较典型，其诊断主要依据临床表现和有无外伤史。重点在于早期诊断，因此凡有外伤史，无论伤口大小、深浅，如果伤后出现肌紧张、扯痛、张口困难、颈部发硬、反射亢进等，均应考虑此病的可能性。伤口分泌物培养阴性亦不能排除本病。对怀疑破伤风的患者，可采用被动血凝分析测定血清中破伤风抗毒素抗体水平，抗毒素滴定度超过 0.01 单位 / 毫升者可排除破伤风。需注意与其他引起肌痉挛的疾病如各种化脓性脑膜炎、脑炎、手足搐搦症相鉴别。

◎ 得了破伤风有哪些并发症

肺感染、肺不张、肺栓塞，心力衰竭，胃肠道出血，骨折等。

◎ 如何治疗破伤风（具体请遵医嘱，不可自行处理）

（1）伤口处理最为关键。伤口内的一切坏死组织、异物等均须清除，应在抗毒素治疗后，在良好麻醉、控制痉挛下进行伤口处理，彻底清创、充分引流，局部可用 3% 过氧化氢溶液冲洗，清创后伤口不一定要缝合包扎。

（2）抗毒素的应用：只在早期有效，毒素已与神经组织结合，则难收效。破伤风人体免疫球蛋白应尽早应用，一般只用一次。

（3）控制痉挛：患者入院后，应住隔离病室，避免光、声等刺激；避免骚扰患者，减少痉挛发作。根据病情可交替使用镇静、解痉药物，以减少患者的痉挛和痛苦。

（4）注意防治并发症，特别是肺部感染。

（5）营养支持：注意高热量、高蛋白、高维生素补充和水与电解质平衡的调整。必要时可采用中心静脉肠外营养。

（6）抗生素治疗：抗生素可选用青霉素肌内注射或大剂量静脉滴注，可抑制破伤风梭菌。也可给甲硝唑，分次口服或静脉滴注。如伤口有混合感染，则选用相应的抗菌药物。

◎ 得了破伤风预后如何

破伤风患者死亡率较高，平均病死率为 20%～30%，重症患者高达 70%，新生儿及老年人的病死率尤其高。影响预后的不利因素有：起病急；潜伏期短；在开放性骨折、深刺伤、严重烧伤、坏疽、流产等基础上发生者。主要致死原因为窒息、肺不张、心力衰竭、肺栓塞等。发病严重的患者存活的机会很少，70% 的患者最后因全身肌肉痉挛出现呼吸困难、肺部感染等并发症死亡。

◎ 如何预防破伤风

对破伤风的认识是防重于治。破伤风是可以预防的，措施包括注射破伤风类毒素主动免疫，正确处理伤口，以及在伤后采用被动免疫预防发病。破伤风抗毒血清（TAT）是最常用的被动免疫制剂，但有抗原性可致敏。（具体请遵专业医师医嘱）。

破伤风，不是由于伤风引起，而是因为有皮破损，有伤口，有感染才有此病。包扎过严不仅无益，反倒有害。外伤后尽量正规处理，才能有效预防。

79 伤口换药越勤越好吗

有人手术后或外伤缝合后，天天要求换药，总认为每天换药能促进伤口愈合，唯恐一天不换药伤口就会感染。更有甚者，医生换药稍晚一会儿就不高兴，总害怕伤口出问题。

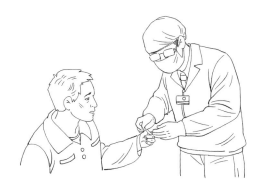

◎ 每天换药真的好吗？到底应该多长时间换药一次

换药又称更换敷料，并不是真的给伤口更换药物。换药操作包括检查伤口、除去脓液和分泌物、清洁伤口及覆盖敷料，是预防和控制创面感染，消除妨碍伤口愈合因素，保证伤口顺利愈合的一项重要外科操作。目的是保持伤口的清洁，查看伤口的恢复情况，了解有无感染迹象。

◎ 伤口分哪几类

Ⅰ类伤口（清洁）：如：甲状腺、体表小肿物切除术、择期骨科手术。
Ⅱ类伤口（沾染）：清洁但有轻微沾染伤口，如择期胃肠道、呼吸道、泌尿系等部位的手术切口。
Ⅲ类伤口（污染）：如：胃肠道手术中胃肠液外溢、阑尾穿孔、腹膜炎或受伤在 6 ~ 8 小时内污染较轻的伤口。
Ⅳ类伤口（感染）：已经感染的伤口，术前已经化脓。
不同伤 / 切口换药时间间隔不同：
清洁或沾染伤口，术后每 3 ~ 4 天换药一次即可，甚至 5 ~ 7 天换药一次也问题不大。
污染伤口 2 ~ 3 天换药一次。重点观察有无感染迹象。
感染伤口一般需要每天换药一次，甚至一天数次：若有脓液，需及时将伤口敞开，清除脓液和伤口内异物，保证引流通畅。
在特殊情况下，比如：出现不明原因的发热、出血或敷料脱落、敷料污染，以及脓液增多、有异味等，应及时换药。各种伤口换药时间也不是一成不变的，具体情况应由医生把握。

无论无菌伤口还是感染伤口，换药时都不建议在伤口内涂撒消炎粉以及带有颜色的药物（如紫药水），以免影响对伤口的观察，也不利引流。

天天换药，不仅不能促进伤口愈合，反而极易因揭开纱布时的撕拉、牵扯而刺激伤口，连续刺激反而使其不易愈合。如果您的主管医生不再急于给您换药，这时候您应该感到高兴。如果您的医生每天换药，甚至每天换两到三次，这时候十有八九情况不妙。

80 伤口上撒盐是有仇还是消毒

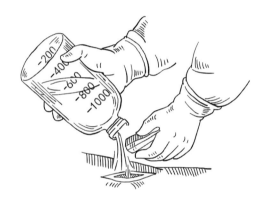

"伤口上撒盐"这句话可能大家都很熟悉，多用于指在受到伤害之后，受到再次伤害，再承受一次的痛苦，有点像"雪上加霜"的意思。也有人认为盐水有消毒的作用。

◎ 现实生活中伤口撒盐会怎么样

伤口撒盐会很疼。伤口是没有皮肤保护直接暴露的组织，包括感觉神经也直接暴露在外。盐的主要成分是氯化钠，当把盐撒在伤口并溶解后，局部会产生高浓度的离子溶液，形成高渗环境，水分是有从浓度低的地方向浓度高的地方渗透的趋势，导致伤口周围组织细胞严重脱水、坏死，有可能让伤口更加严重，这个过程还会对神经细胞造成强烈刺激，令人感觉伤口格外疼痛。

◎ 为什么医用生理盐水撒伤口不疼

临床上清洗伤口用的是 0.9% 的无菌生理盐水，它和人体血浆含盐的浓度是一样的，就是等渗溶液，因为渗透压与人体血浆的渗透压相等，不会产生高渗环境，就不会引起明显疼痛。

◎ 有消毒作用吗

盐本身并不是一种消毒剂。同样，盐水也没有消毒作用，包括医用生理盐水，也就是说不能用作消毒剂，而且浓度不当还会加重疼痛。

◎ 那为什么在医院里会用盐水冲洗伤口

医院使用的 0.9% 的氯化钠溶液称为生理盐水。其渗透压和血浆等体液的渗透压相仿。医院用它来冲洗伤口可以较少刺激伤口，减少疼痛和不适，冲刷掉污染物或坏死组织及部分细菌，使细菌浓度下降（稀释作用），从而减少感染风险或降低感染程度，而不是因为它有消毒作用。

用食盐自行配制盐水无法做到无菌，也不容易做到等渗，所以不建议用自制盐水来处理皮肤伤口。最好使用无菌生理盐水冲洗伤口，使用医用酒精或碘伏消毒。所以结论是：不是伤口不能撒盐，而是要看这盐的浓度和无菌程度。

81　糖尿病足趾坏死，为什么要从腿上截肢

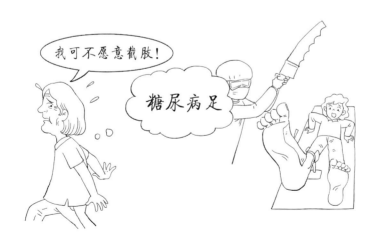

张大爷快 80 岁了，虽然糖尿病多年，但平时血糖控制得还不错，身体也很硬朗。1 个月前剪趾甲时不小心剪破了皮肤，出了点血，没在意。没想到第二天脚就肿了，还没在意，一周后红肿加重，自己抹了点消炎药用处不大。在当地诊所看了一段时间又出现了化脓，脚趾也慢慢变黑了，这才赶紧来医院看

病。门诊诊断糖尿病足坏疽并感染。立即安排住院，继续抗感染并加强换药，效果仍然不佳，此时张大爷出现了血糖难以控制、血象明显升高，发热，精神差。跟家属及患者本人谈话需要截肢治疗，否则性命堪忧。家人和张大爷当时就懵了，说什么也想不通：剪个趾甲最后要截肢？再说，截也应该从脚趾截，为什么要从小腿截肢呢？

◎ 什么是糖尿病足

糖尿病足是指糖尿病患者足部由于神经病变使下肢保护功能减退，大血管和微血管病变使动脉灌注不足，致微循环障碍而发生溃疡和坏疽（缺血坏死），常合并感染。因此糖尿病足包括血管、神经、感染 3 个因素。糖尿病足是糖尿病患者下肢截肢的主要原因，截肢率是非糖尿病患者的 15～17 倍。

◎ 为什么糖尿病患者容易出现感染坏死

糖尿病足多存在微循环障碍并伴有周围神经病变，局部软组织抵抗力低，足部微小的创伤，如鞋的挤压、擦伤、皲裂或鸡眼处理不当、烫伤、蚊虫叮咬等都会引发糖尿病足感染并发生坏死。糖尿病足患者一旦感染，临床控制难度大，很容易出现全身不适，体温及白细胞增高，毒血症或败血症发生。

◎ 脚趾坏死为什么要从小腿甚至大腿截肢呢

对于糖尿病足，如果感染较轻，综合应用抗生素、改善微循环、高压氧、清创、骨搬移，皮瓣转移，血管吻合、介入等方法，可以预防和延缓糖尿病足截肢。但是对于感染难以控制有可能危及生命者应果断截肢，这是为了挽救生命而不得已采取的方法。

因为微血管病变是引起糖尿病足的主要原因，足趾坏死时血液循环障碍平面一般会较高，而不是局限于足趾处。为准确了解微循环情况，术前需行血管造影，来确定截肢平面（在血液循环不佳的平面截肢会造成切口不愈合或愈合不良甚至二次截肢），当然，在不影响截肢平面伤口愈合的情况下，医生应尽量保留残肢长度以便安装假肢。

原则：截肢部位要精确估计局部循环和软组织条件后做出选择，确保良好的循环高度，避免发生二次截肢。

◎ 如何早期发现糖尿病足

患者平时要注意：

（1）是否有腿、脚发凉的感觉；

（2）有没有足抬高时苍白，下垂时发紫的情况；

（3）有没有皮肤干燥、角化、易裂口、变薄且发亮、弹性差的情况；

（4）是否存在肢体麻木、刺痛，肢体的触觉、痛觉、温度觉减弱或消失；

（5）是否存在局部体毛减少或脱落，趾甲变厚或脆薄变形；

（6）血管超声及造影可以发现并评估血管管腔斑块及狭窄程度。

◎　如何预防糖尿病足

（1）思想上一定要高度重视糖尿病足的危害。

（2）平时要严格控制好血糖，适当使用血管活性药物包括肠溶阿司匹林、复方丹参滴丸等改善循环、降低血液黏稠度的药物。

（3）特别要注意足部卫生及防护，要保持足部的干净与干燥。

（4）可以适当泡脚，但一定先用手试好水温，因为手比较敏感，水不要太烫（一般不要超过40℃），如果将足部烫伤则很容易发生感染和坏死。

（5）修剪趾甲，不可太短。

（6）注意足部保暖，坚持小腿及足部适当的运动以改善下肢循环，减轻缺血程度。

（7）选择宽松鞋袜，透气性，吸水性要好，减少脚部汗液对皮肤的刺激，避免感染；袜口的松紧要合适，不可过紧。

（8）对于足部任何微小外伤或感染都应高度重视，及时就医，在医生指导下给予积极的处理，以免形成溃疡或坏疽。

糖尿病足一旦发生后果严重，感染控制难度大，创面愈合困难。如果出现坏死，虽然有各种方法减少截肢概率，但严重者仍需截肢保命，而且截肢平面较高，一般会在小腿，血管病变严重者甚至会在大腿截肢。因此提醒各位糖尿病病友要高度重视，注意预防，一旦有症状发生时及时治疗，避免耽误病情，导致截肢后果。

82　大腿截肢后，为什么还会出现"脚"疼

半个月前，一位严重脉管炎患者前来住院，右足已经坏死。血管造影显示膝关节以下基本没有血流，万般无奈，只能选择从大腿中下段截肢。手术顺利，患者回病房后病情平稳。术后一周，患者跟我说："伤口不疼了，但是我的脚还是有点疼，能不能再给用点止疼药？"我问他："您确定是脚疼吗？您是从大腿截肢，脚已经没有了。"患者回答："确实是脚疼，我也奇怪呢，明明脚都

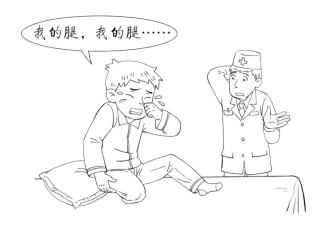

没有了，为啥还是脚疼呢？"我说："您这是幻肢痛，过一段时间会慢慢缓解并消失的。"患者说："患肢痛？我的患肢伤口不太疼，只是脚疼。"我连忙解释："我说的幻肢痛，是幻觉的幻，不是患病的患。意思是脚虽然不在了，但还感觉脚疼，这是一种幻觉。"患者似懂非懂。

◎ 什么是幻肢痛

幻肢痛是指患者在截肢后感觉已经截除的肢体依然存在并有剧烈疼痛的现象。疼痛多在断肢的远端，如手指、手掌或足趾、足底，甚至可以感受到这部分肢体非正常的肌肉运动，肢体不在正常位置，或能感觉到肢体长度、大小和温度的变化，实际上这一部分肢体已被截除，因此这是一种幻觉。

疼痛的性质可为搏动性痛、烧灼样痛、针刺样痛、钻孔样痛或压迫感、强直感、痒感等。常在安静时或夜间发作。情绪变化、气候变化、疲劳或其他疾病可以诱发或加重疼痛。男女比例无差别。疼痛通常在截肢后一周或数周内出现。对大多数患者来说，幻肢痛会随着时间的推移而减退。

◎ 为什么会出现幻肢痛

幻肢痛发生机制目前并不十分清楚。多数学者认为肢体虽然被截除，但这部分肢体在大脑皮层投影并没有消失（在一段时间内持续存在），所以尽管没有了被截的肢体，仍然感觉到肢体疼痛。当患者的大脑逐渐"反应"过来并适应情况后就不会再痛了。就如同一个和我们朝夕相处的家人或朋友，突然不在身边，我们有时会下意识喊他的名字。喊完后对方没有回应，这才反应过来，他已经不在这里了。如果术后多年出现疼痛则不应该考虑幻肢痛，更应该考虑神经瘤。

也有的学者认为截肢后正常进入脊髓痛觉传导通路的抑制作用减少，平衡被打破，导致传递通路的兴奋性相对增高，引起幻肢痛。

有少数幻肢痛患者甚至在碰触身体其他部位或情绪变化时，也会引起或极大地增强这种疼痛。这种现象还不能用现有的生理学知识来解释。

◎ 怎么办

目前尚无特别有效的治疗方法，以对症治疗为主。

（1）心理治疗：如催眠、松弛、合理情绪疗法等有助于缓解症状。

（2）药物疗法：常用的有双氯芬酸钠、依托考昔、曲马多、阿米替林、加巴喷丁和吗啡等。

（3）物理治疗：如经皮神经电刺激、针灸等具有一定疗效；尽早穿戴假肢可减轻幻肢痛。

（4）侵袭性疗法：包括神经阻滞、侵袭性神经调节和损毁性手术。

神经阻滞：上肢痛可行胸椎第 2 节、第 3 节（T2、T3）交感神经节封闭；下肢痛可行腰椎第 1 节、第 2 节或第 3 节（L1、L2 或 L3）交感神经节封闭。

侵袭性神经调节：用于那些对各种非侵袭性疗法均无效的患者，如脊髓刺激术、深部脑刺激和运动皮质刺激。

损毁性手术：包括神经根切断术、脊髓神经根切除术、丘脑切开术以及背根神经进入区损毁等。因其可导致神经组织和功能的永久性损伤，虽然早期疼痛缓解率高，但并发症多且复发率高，所以仅限于少数剧烈、顽固性疼痛且预期寿命短的患者。

83 医生不愿详细讲手术怎么做？原因竟然是……

每次门诊出诊做出相应诊断后，对于需要手术的患者，一般会直接告知患者需要手术治疗。很多患者会说："医生，这个手术怎么做？您给我详细讲讲吧，讲完以后我再回家跟家里人商量商量。"这让人很是为难，讲还是不讲？

◎ 给患者讲一下手术过程有那么难吗

说实话，给一位没有医学知识的人讲解手术过程，还是有一定的难度的。就像一位乘客请飞行员讲解一下如何开飞机一样，那可不是三言两语就能表达清楚。用专业知识去告诉他手术的全部过程？刚毕业的医生都不一定能听懂，非医学专业人士更难听懂。再说后面还有那么多患者在等待就诊，时间也

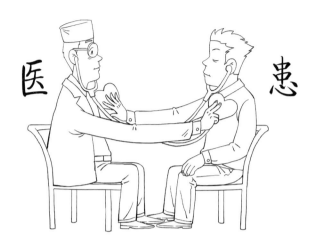

不允许呀！对于没有医学常识的患者，医生即便是用很长时间全方位讲解手术过程，不但不能完全听明白，还有可能越解释越糊涂，越听越害怕。

◎ 这可是我自己的身体，不问清楚不放心呐

还是举个坐飞机的例子。很少有人关心飞行过程中的具体细节，大部分只关心何时起飞，何时着陆，如果遇过气流也会紧张一下。住院手术与飞行员开飞机类似。手术医生就是要把您送到恢复健康目的地的飞行员。或许有人会说，那可不一样，手术是在身上动刀子，与坐飞机完全不同。其实，您想一想，在空中谁不是把命交给飞行员了？川航"史诗级"的降落，不就是机组人员，特别是英雄机长刘传健的过硬素质才挽救了整个飞机上的乘客吗？因此作为患者，您应该多关注：采取什么手术方式，术后能达到什么样的预期效果，手术和保守治疗究竟有多大的区别等问题。当然，住院以后可以和主治医生详谈。

◎ 住院后如何交流

医生在和患者交流、告知病情及治疗方案时，首先会告诉您患了什么病，建议治疗方案是什么，可供选择的治疗方案有哪些，为什么选择手术，手术能达到什么样的预期效果。当然，预期疗效只是经过非常丰富的临床治疗经验得来的数据，并非一定就能如愿以偿，也有可能术后效果不满意甚至加重等，这些都不是医生所能掌控的，人与人之间存在个体差异，同样的疾病、同样的治疗方案、同一个医生的治疗，也会出现个别治疗效果不理想的现象。

◎ 住院后能详细讲讲手术怎么做吗

住院以后，对于有关手术怎么做，通常情况下医生也不会做详细的解释，只会大概讲一些主要方面，因为这太专业了，讲了您也听不明白。所以建议您多关注用什么样的手术方式去治疗疾病，用什么样的器材，是否需要二次手术取出，术前需要做哪些准备工作，术后怎么配合医生康复锻炼，术后大概多久可以康复等。然后，好好地配合医生治疗，调整好心情，舒缓紧张情绪，更重要的是要信任您的主刀医生，任何时候医生和患者的目标都应该一致的。相信通过大家的齐心协力、共同努力，一定会达到理想的效果！